LE SANG BLEU

DU

CRABE ROYAL

XIPHOSURA AMERICANA SEU LIMULUS CYCLOPS

1848-1849

PAR HÉRING

TRADUIT PAR

GEORGES P. F. WEBER

PHARMACIEN A PARIS, AUTEUR DU *Codex des médicaments homœopathiques*

PARIS

J. B. BAILLIÈRE ET FILS

LIBRAIRES DE L'ACADÉMIE IMPÉRIALE DE MÉDECINE

Rue Hautefeuille, 19

LONDRES	NEW-YORK
HIPPOLYTE BAILLIÈRE	BAILLIÈRE BROTHERS
Regent-street, 219	Broadway, 440

MADRID, C. BAILLY-BAILLIÈRE, PLAZA DEL PRINCIPE ALFONSO, 16

1862

LE SANG BLEU DU CRABE ROYAL

(XIPHOSURA AMERICANA)

HISTORIQUE.

Pendant l'été 1848, en me rendant aux bains de mer,
je fis choix des rives du Jersey (Squan-Beach), bien
moins fréquentées, où l'on ne reçoit qu'un petit nombre
de baigneurs dans les demeures isolées des paysans.
Sur ces plages solitaires, la mode n'avait pas encore
poussé la foule, et les curieux habitants de l'Océan
avaient été moins troublés dans leurs ébats. Pendant
que je faisais la chasse aux petits êtres qui grouillent
sur le bord de la mer, le hasard mit sur mon chemin
l'un des monstres qui en peuplent les profondeurs,
l'un de ces énormes crabes royaux, si lents dans leurs
mouvements, qui d'habitude ne montent sur le rivage
qu'au printemps pour déposer leurs œufs dans le sable;
c'était peut-être alors quelque rusée femelle qui,
n'ayant pu encore déposer ses œufs, cherchait péni-
blement son chemin de la baie vers la mer. C'était le

premier de ces crustacés que j'aie vu vivant, et, comme je n'avais que peu ou même point de notions sur sa structure intérieure, je le sacrifiai à une passion du jeune temps et j'en fis la dissection.

Je vis avec surprise que son sang était de couleur bleue. La conformation de la bouche, la structure remarquable de l'estomac et les matières contenues dans la cavité de cet organe, m'ont démontré que l'animal se nourrit de coquillages. Dès lors je me rappelai le fait alors tout récemment découvert par MM. Harless et Bibra, à savoir que le sang de plusieurs mollusques et autres animaux inférieurs était de couleur bleue et contenait décidément du cuivre.

Dans ces circonstances, l'imagination, semblable au bouquet d'un feu d'artifice, lance des gerbes d'idées nouvelles dans le ciel obscur de l'inconnu ; tout se trouve éclairé dans toutes les directions, et l'on croit découvrir des milliers de vérités d'un seul coup ; mais l'obscurité, qui ne tarde pas à se rétablir, n'en 'aisse bientôt plus que le souvenir ; car la conjecture est incertaine ; elle ne fait que nous montrer la voie que nous devrions suivre et dans laquelle, par de longues expérimentations, nous pourrions arriver à des résultats clairs et durables.

Je ne ferai que retracer en traits généraux les résultats que l'on pourrait attendre d'une série d'expérimentations de cette substance. Ayant réussi à se procurer une assez grande quantité de ce sang (chose facile avec un animal de cette taille), on en pouvait faire l'analyse chimique. S'il contenait effectivement du cuivre, on pouvait déterminer les rapports de ce métal avec le fer, à savoir s'il est aux lieu et place de ce dernier, ou s'il n'exerce qu'une action *complémentaire*, ou quelle est enfin sa fonction ; cela permettrait même peut-être d'arriver à la connaissance des usages du fer dans le sang et de ceux des autres métaux en général ; du *pourquoi* de leur augmentation ou diminution dans certaines maladies, et enfin leur emploi thérapeutique. Comme, d'après ma manière de voir, l'*effet* doit toujours correspondre exactement à la *fonction*, et comme, d'un autre côté, ni l'effet ni la fonction ne sont possibles qu'*avec* et *par* l'assimilation (l'entrée dans les combinaisons organiques), l'on devait donc chercher sous quelle combinaison se présente le cuivre chez ces animaux, comme aussi l'on devait chercher à savoir si ces deux métaux, dont l'action est, sous beaucoup de rapports, diamétralement opposée, présentent les mêmes combinaisons, remplissent les mêmes fonctions.

Or, comme l'école *instinctive* de Rademacher considère ces deux métaux comme médicaments de première importance, et que, forcée par la nécessité, elle doit nécessairement les soumettre à l'expérimentation chez l'homme sain, nous en saurons bientôt plus long sur l'action du cuivre, exactement comme il en a été du fer, dont l'histoire s'est enrichie de documents précieux par suite des investigations de cette école. Eh bien, nous ne devrions pas rester en arrière sous ce rapport : si nous connaissons l'effet des substances « simples » sur l'homme sain, il n'est pas sans intérêt, non plus, de connaître celui de leurs combinaisons, surtout de celles qui se rencontrent dans l'organisme animal. Nous devrions expérimenter directement les albuminates des métaux.

Si le sang bleu dont nous parlons contient du cuivre, il pourra servir contre le choléra. Dans mon opinion, il sera bien plus facile de venir à bout de certaines maladies rebelles, quand on disposera contre elles d'agents puisés dans tous les règnes de la nature. Or nous n'avons, parmi nos anticholériques, aucune substance provenant du règne animal.

Tous ceux qui croient que les maladies et leurs remèdes sont originaires des mêmes contrées apprendront avec plaisir que, dans les régions où le choléra asiatique a régné de tout temps, la mer fourmille également du crabe en question et d'autres animaux dans le sang desquels on doit s'attendre à découvrir le cuivre.

Les animaux à sang contenant du cuivre paraissent offrir pour caractères distinctifs la respiration la plus lente et la persistance de la vie avec la moindre consommation d'oxygène, tandis que le fer augmente en proportion chez ceux dont la respiration est fréquente. Le cuivre s'est rencontré chez les animaux vivants à de grandes profondeurs, respirant sous une forte pression; ceux qui vivent dans les hauteurs, respirant sous la moindre pression atmosphérique, sont aussi ceux qui présentent une plus forte proportion de fer dans leur sang.

La combinaison naturelle des différents éléments du sang bleu du crabe royal présente aussi cela de remarquable, qu'on y peut retrouver plusieurs des éléments de l'eau de mer. Le docteur Jeanes, de Philadelphie, a observé de fort bons résultats de l'administration de *natr. mur.* dans le choléra sporadique, surtout dans les cas qui se rapprochaient du choléra asiatique, et beaucoup d'entre nous ont pu constater ce fait.

Ceux qui n'ont jamais vu le crabe royal, ou qui ne le connaissent que par les gravures, ne liront pas sans intérêt la description que nous allons en donner. Toute substance (médicamenteuse) devrait nous être connue dans ses formes, ses propriétés, dans tout son être ; l'on devrait voir devant ses yeux la fleur, la floraison, le fruit, toute la plante en un mot, qui fournit le médicament ; il en devrait être de même pour les substances animales ; on devrait se représenter l'animal entier, sa forme, son genre de vie, sa signification : Que celui que cela n'intéresse point passe outre.

Que l'on se figure une grosse citrouille gris verdâtre, large d'un pied et plus, coupée horizontalement à partir de sa queue ; puis une autre coupe verticale, donnant aux segments une forme semi-lunaire. L'on a ainsi une moitié, arrondie en avant, exhaussée par derrière, large d'un pied. Voilà la forme que présente la tête : A cette pièce principale, que l'on se figure adaptée une autre, plus petite, presque quadrilatère, et par derrière une queue (aiguillon) triangulaire, mobile, d'un pied de long. L'animal en tout a de un pied et demi à deux pieds de long. Cette longueur comprendrait la pièce de tête, le thorax et l'aiguillon ou queue. Qu'on se représente ensuite sa face inférieure garnie de pattes dont chacune pourrait faire deux, trois ou quatre de ces gros scarabées appelés cerfs-volants. A l'aide de ces

pattes, ils se traînent (avec leur poids, qui va de cinq
à neuf livres) lentement et lourdement sur le sol. C'est
un géant parmi les crabes, le plus fort crustacé connu.
On le voit représenté, par sa face inférieure, dans
l'*Histoire naturelle* d'O Ken, pl. XX, fig. 9. On les rencontre par-ci par-là chez les marchands naturalistes,
qui les vendent sous le nom de crabes des Moluques. Il
est probable que le plus petit nombre vient des Indes
orientales; mais c'est de là qu'on les a d'abord connus.
Selon Latreille, il est probable que c'est l'écrevisse
(crabe?) de l'ancienne faune du Japon, appelée kabuto-
gani ou unkia. Cela serait d'autant plus singulier que
le crabe royal ne rampe jamais à reculons; cela lui serait aussi impossible que de marcher de côté comme le
crabe commun, comestible, ou en arrière, comme les
écrevisses à queue.

On dit que les Chinois mangent leurs œufs et que
les Japonais en font une espèce de caviar : cela suppose
que l'espèce des Indes orientales présente de notables
différences d'avec celle de nos parages; cela serait impossible ici à cause de l'odeur abominable qui s'en dé-
gage. L'on dit que l'espèce indienne vit par couples;
ici ils sont toujours par compagnies nombreuses. Au
niveau des pointes de la côte où ils déposent leurs œufs,
on les rencontre toujours en nombre considérable; ils
s'étendent très-haut dans le nord, jusqu'à Boston et
peut-être même au delà. Ainsi l'on voit se reproduire
pour le fond marin ce qui s'observe également pour
les végétaux de la terre ferme. Les magnolias et autres
arbres des tropiques se retrouvent dans l'Amérique du
Nord en pleine terre jusqu'au 56° degré de latitude.

Mais ce qui élève la moyenne de la température de la mer, c'est le courant du golfe.

Les seuls mouvements que l'animal puisse exécuter par le tronc, ce sont ceux de flexion et d'extension de la tête sur la pièce thoracique. L'aiguillon ou queue est beaucoup plus mobile, sans toutefois atteindre l'angle droit. Ses mouvements latéraux sont très-limités ; ils sont un peu plus libres de bas en haut, et plus libres encore de haut en bas. Les pattes ne servent qu'à la reptation sur le sable ou sur la vase ; elles ne sont point façonnées pour la natation, et d'ailleurs l'animal entier est trop lourd pour cela. Sur un sol plat, ils se meuvent en glissant d'arrière en avant et la queue les aide dans ce mouvement. Cette dernière est également employée avec une grande adresse et beaucoup de patience quand l'animal veut se retourner. Tout cela se fait très-lentement et en déployant de grands efforts.

Chez la femelle, la cavité de l'énorme pièce de tête est entièrement remplie d'œufs ; chez le mâle par les testicules.

Comme, d'une part, ils vivent de coquillages, et que, de l'autre, il leur faut un sol sablonneux, graduellement incliné vers les profondeurs, afin qu'ils puissent y aller déposer leurs œufs, on peut, à l'avance, désigner les points de la côte où ils se trouvent. Les pêcheurs d'huîtres les retirent quelquefois de leurs dragues, mais plutôt sur les bancs jeunes et dans les parages où abondent les petits mollusques. En mai et juin, surtout dans les premières nuits de pleine lune en juin, ils remontent en troupes considérables et s'avancent lentement sur ces points du rivage et déposent leurs œufs dans le sable, juste à la limite des marées. Les habitants de la côte, parmi lesquels se trouvent beaucoup de pauvres gens, arrivent avec des chariots et les chargent en les saisissant par la queue. L'on m'a raconté que les mâles, qui se fixent par la tète sur le thorax des femelles, s'y cramponnent avec tant de force, qu'il suffit de les saisir par la queue pour soulever en même temps aussi la femelle et les charger ainsi tous deux sur le chariot. Comme ils ne fuient point et ne se retournent pas davantage, on en peut ramasser autant que l'on veut. Leur valeur vénale sur les lieux est de deux *cents* (environ dix centimes) la pièce. Pour les garder, l'on creuse des fosses d'environ quatre pieds et plus de profondeur et on les y place par couches, les uns à côté des autres, en séparant chaque couche par du sable, de façon que la couche supérieure soit encore recouverte d'environ deux à trois pieds de terre. Il est à remarquer que, de cette façon, ils restent en vie jusqu'au mois de septembre. J'en ai fait déterrer plusieurs au milieu de juillet qui étaient encore vivaces. D'autres, déjà affaiblis par un voyage de vingt-quatre heures, je les ai fait enterrer à deux pieds de profondeur, et les ai trouvés pleins de vie au bout de six semaines. Les pauvres gens s'en servent pour engraisser leurs porcs, avant la maturité du maïs et des pommes (de terre?), lesquels doivent succéder nécessairement au régime des crabes, sans quoi la chair des porcs ne serait pas mangeable; malgré cela, cette chair conserve toujours, même salée et fumée, ce goût si rebutant de poisson, d'hydrogène phosphoré, et l'on m'a affirmé que, dans le lard, on pouvait s'assurer, par la présence de petites fibres jaunes, que l'animal a mangé du crabe royal. Les poules mêmes, qui dévorent avidement les œufs de ce crustacé, s'imprègnent d'une odeur repoussante, qu'elles communiquent jusqu'aux œufs qu'elles pondent. Les cultivateurs aisés parlent de ce crabe avec le plus grand mépris et ne veulent pas qu'on les apporte dans leur voisinage, de peur que leurs poules ou leurs porcs n'en mangent. Or combien en passerait-il dans leur chair?

Chaque année, en mai et juin, l'on peut se procurer le crabe royal à discrétion par l'intermédiaire des pêcheurs d'huîtres; mais à Philadelphie même je dus payer un à deux dollars la douzaine, sans pouvoir rejeter ceux qui étaient morts. D'ailleurs on peut s'en procurer, pendant tout l'été, chez les pauvres gens, qui les conservent dans des fosses; mais ces derniers sont moins vigoureux, contiennent moins de sang et ont peut-être des propriétés moins actives.

La première question à résoudre était de savoir de quelle façon se procurer le sang à l'état de pureté et en plus grande quantité possible. Moi aussi je ne suis pas d'opinion, même en homœopathie, qu'il soit possible d'étudier complétement, sous tous les points de vue, un médicament nouveau. Il est vrai qu'un seul grain peut suffire pour établir une longue série d'expérimentations et des plus importantes même; qu'il peut être employé ensuite comme moyen curatif pour autant de cas qu'il peut s'en présenter pendant des milliers d'années sur toute la surface du globe. Tout le *lachesis* qui a servi jusqu'ici à tant de médecins pour des guérisons innombrables, ainsi qu'à la plupart des expérimentations qu'on en a faites, provient, comme on sait, d'une seule goutte de ce venin. Mais tout cela n'est qu'un seul côté de la question, bien que le plus important pour le présent; mais il est bien important aussi pour nous d'avoir des quantités suffisantes d'une substance, afin de l'expérimenter de toutes les façons.

Ma méthode pour retirer le plus de sang possible du crabe royal est toute simple : on couche l'animal sur le dos, par-dessus une terrine, et l'on enfonce la lame d'un canif dans le vaisseau dorsal, qui, pendant la flexion, se trouve à nu, entre les pièces céphalique et thoracique de la carapace. Un jet de sang jaillit aussitôt, à la distance d'un pouce; il présente une coloration bleu céleste plus ou moins foncée. Les mouvements de flexion et d'extension, et les efforts que fait l'animal pour se retourner sur le ventre, entretiennent le jet jusqu'au moment où l'ouverture se trouve bouchée par un caillot fibrineux. Si l'on enlève ce caillot (ce qu'il faut faire prestement, de peur d'être pincé), l'on en retire encore un peu. Chaque crabe fournit en moyenne une livre de sang ou un septième de son poids. Quand, après que le sang a cessé de couler, on laisse l'animal marcher en liberté sur le sol et qu'on reprend l'opération plus tard, on obtient encore du sang, lequel m'a paru être d'un bleu même plus foncé, mais moins riche en fibrine. Il m'a semblé aussi que l'air et la lumière le bleuissent davantage; l'alcool ne tarde pas à le décolorer.

Comme on a besoin, avant l'expérience, de nettoyer ces animaux et d'enlever le sable ou la vase qu'ils entraînent avec eux, il faut éviter soigneusement de se

servir pour cela d'eau douce, surtout sur leur face ab-
dominale; sitôt que cette surface du corps et surtout
les branchies se trouvent en contact avec l'eau douce,
l'animal est agité de mouvements désespérés, et rien
ne les fait périr plus promptement. Ce fait ne s'explique
que par la soustraction du sel. L'eau de mer qui reste
adhérente aux branchies et le sel humide (hygromé-
trique) sont indispensables à ces animaux; sitôt qu'ils
disparaissent, l'asphyxie survient.

Je me suis servi de coquilles d'huîtres bien nettoyées
pour faire dessécher le sang au soleil. Ce sang desséché s'est bien conservé, à l'abri de l'air et de l'humidité.
Les *triturations* qu'on en a faites n'ont subi aucune
altération; j'en ai fait aussi des teintures alcooliques.

Les effets de cette substance, même pour les petites
quantités qu'on a essayées, étaient très-remarquables
et présentaient aussi une incontestable analogie avec
le cuivre. Les premières analyses chimiques faites dans
le but d'y découvrir ce métal n'ont fait qu'y retrouver
du fer, sans trace de cuivre, et c'est sur ces entrefaites,
avec ces données, qu'ont été instituées les expérimentations. Un chimiste de notre ville, à qui j'avais envoyé
une bouteille de ce sang, m'a dit qu'il en avait agité
une partie avec du gaz oxygène et que la coloration
avait foncé davantage; qu'une autre partie, agitée dans
l'acide carbonique, avait donné le même résultat. J'en
fis incinérer une certaine quantité par un autre chimiste; toute ma maison fut infectée d'une odeur épou-
vantable; mais de cuivre point! Malgré ces différents
échecs, il nous était encore permis de soupçonner la
présence de ce métal dans le sang du *Xiphosura*, d'a-

bord en considérant la nourriture principale de l'animal et puis aussi les effets thérapeutiques obtenus. Enfin j'eus le bonheur de décider M. le docteur Genth à se charger d'une analyse de cendres, et pour cela on mit à sa disposition des quantités suffisantes de sang provenant de différentes côtes ou recueillies dans différentes saisons. Son travail, fait de main de maître, a été publié dans la *Monatschrift* de Keller et Tiedemann, et je l'ai reproduit en entier. La présence du cuivre a été démontrée d'une manière incontestable par les analyses de Genth.

Si jamais on instituait une analyse organique, il serait probablement plus facile, dans le sang du crabe royal que dans celui d'animaux plus élevés, de démontrer de quelle façon le cuivre s'y trouve combiné, et par là on pourrait acquérir des notions plus précises sur le mode de combinaison des métaux en général dans l'économie. Il nous serait également possible d'arriver à une connaissance plus exacte des fonctions du fer, si nous connaissions celles du cuivre, attendu que les analogies et les différences permettent de conclure du connu à l'inconnu, genre de conclusions qu'il m'est souvent arrivé de comparer aux triangles des arpenteurs.

Ce sera une mine féconde pour le physiologiste quand il mettra à profit nos expérimentations médicamenteuses, en se basant sur ce principe que l'*effet* n'est autre chose qu'une *fonction*, surtout alors qu'il aura à sa disposition une longue et complète série d'expériences sur le cuivre, par exemple, sur toutes ses combinaisons salines, etc., jusqu'aux combinaisons organiques de ce métal dans le sang de différentes espèces animales; et sur le fer et ses combinaisons, en y comprenant les principes organiques les plus riches en fer.

J'espère aussi réussir à faire adopter une autre loi, à savoir qu'à tous les principes élémentaires dits inorganiques des animaux et des végétaux sont annexés des principes organiques analogues, dont l'effet thérapeutique se rapproche beaucoup de celui des premiers : ainsi aux acides inorganiques se trouvent accolés des acides organiques; aux métaux, alcalis et substances terreuses, des alcaloïdes. Les deux ordres de substances peuvent varier dans leurs rapports les uns aux autres, sans que pour cela leur effet soit essentiellement différent; seulement l'effet de l'une sera plus rapide, celui de l'autre plus lent.

Je vais rapporter ici le petit nombre d'expérimentations faites jusqu'ici « comme un petit commencement » pour parler le langage de Hahnemann. J'estime qu'elles renferment les éléments d'un médicament important, ce que j'ai cherché à faire ressortir dans mon *Extrait;* mais je puis me tromper. Si j'avais été pressé (et il serait excusable, avec la rapidité de la vapeur et des fils électriques, de provoquer la contagion de l'exemple), j'eusse probablement trouvé une foule d'expérimentateurs pendant les années de panique du choléra. Mais, de même que j'avais fait à l'occasion du venin de serpent, je m'en abstins pendant quelques années. Il aurait pu se faire à la fin que des gens d'esprit eussent soupçonné une satire là où il n'y en avait point, de même que d'autres fois, ainsi que cela s'est vu, on a pris des satires innocentes pour choses sérieuses.

De ce que j'ai donné la préférence au nom *Xipho-sura* (Latreille) sur celui de *Limulus*, bien plus ancien, ce n'est point pour introduire aussi la lettre X dans notre alphabet, mais c'est afin d'éviter qu'on ne le confonde avec *Lumulus*, et aussi parce que l'adjectif *Cyclops* (Lecomte) rappelle faussement l'idée d'un seul œil, formé, comme chez Polyphème, de la soudure des deux yeux au milieu du front, de façon à ne paraître qu'un œil unique. Par le nom de *Xiphosura*, l'animal est désigné avec simplicité et clarté, et l'adjectif *Americana* est celui qui lui convient le mieux.

L'objection d'avoir une préparation variable, résultant de ce que ce sang peut contenir tel ou tel principe en plus ou moins forte proportion, s'applique à beaucoup d'autres médicaments tirés du règne animal, *sepia*, par exemple. Cela n'empêche point ces préparations d'avoir constamment les mêmes effets utiles. Nous pouvons admettre que le sang bleu du crabe royal, s'il arrive sur le rivage avant l'acte générateur, contient toujours du cuivre, peu importe alors la proportion de ce métal. Le tout dépend de son mode de combinaison. Nous ne trouvons aucune différence dans les degrés de l'échelle au 1 100ᵉ; mais nous en trouverons constamment là où les métaux présentent des combinaisons différentes.

PRÉSENCE DU CUIVRE DANS LES VÉGÉTAUX, CHEZ LES ANIMAUX ET CHEZ L'HOMME.

Les rapports entre le cuivre et le fer sont à peu près les mêmes que ceux qui existent entre l'or et l'argent, entre la droite et la gauche. Quoique moins abondant (que le fer?) et quoique ne se retrouvant que par-ci par-là en fortes veines, il n'en est pas moins répandu partout, parce que l'homme en fait usage. Pendant des siècles, des milliers d'années peut-être avant de se soumettre le fer, les peuples de l'histoire se servaient du cuivre pour leurs ustensiles. Le fer a fait successivement abandonner le cuivre dans les usages habituels. La vaisselle en cuivre diminue de plus en plus, ainsi que les monnaies de ce métal. Son prix peu élevé et sa grande solubilité l'ont transporté partout où l'homme a pu aborder. D'ailleurs sa présence dans les aérolithes, dans les laves et les eaux minérales, montre sa grande diffusion, sinon dans le centre, du moins dans les profondeurs de l'écorce terrestre.

C'est pour cela qu'il faudrait des séries d'expérimentations très-longues et faites avec toutes les précautions et tous les détails possibles, afin de décider la question à savoir si, dans les végétaux et dans les animaux, le cuivre ne se rencontre que fortuitement, ou s'il y entre comme élément essentiel; l'on trouverait alors à quoi il sert, c'est-à-dire sa fonction.

Jusqu'à ce jour on ne l'a trouvé que dans un petit nombre de plantes, surtout dans la douce-amère : la *staphisaigre*, la *vanille*, la grande *ciguë*, la racine du *calamus aromatique*, la *zédoaire*, le *ratanhia* en contiennent aussi, dit-on; mais on ne l'y trouve pas constamment à ce que je sache. Girardin en a trouvé dans le blé; dans les conifères on en a découvert tout récemment, en même temps que du plomb et de l'argent.

Mais comme il faut nécessairement admettre la possibilité d'une introduction accidentelle du cuivre chez les plantes, les animaux et chez l'homme, il faudrait, avant de considérer ce métal comme élément constituant de ces organismes, ou bien pouvoir démontrer qu'il s'y trouve constamment, ou au moins déterminer certains phénomènes concomitants.

Déjà, anciennement, on avait soupçonné l'existence du cuivre chez certains mollusques et même chez certains poissons, et cela 1° parce que beaucoup d'entre eux exerçaient constamment, d'autres, à de certaines époques, une action toxique; 2° parce que beaucoup de ces êtres avaient une couleur verte. L'on croyait que des bancs de minerai de cuivre, dans la profondeur des mers, étaient cause de ce phénomène, ou bien on l'imputait à la doublure des navires par des plaques de ce métal. La couleur verte, si rare dans le règne animal, ne permet pas de conclure à l'existence du cuivre. L'*Esox belone* a les arêtes vertes, sans qu'on y ait trouvé du cuivre; mais cet insuccès ne permet pas de conclure à la non-existence du métal; il faudrait savoir d'abord de quelle façon il a été cherché. Il en est de même de la couleur bleue : il pourrait y avoir du cuivre sans coloration verte ni bleue; il pourrait même s'y trouver du cuivre, en même temps qu'une matière bleue ou verte, laquelle serait tout à fait étrangère à ce métal. Les huîtres se colorent quelquefois en vert, ce que l'on attribuait autrefois à un composé cuivreux. Brandt-Ratzeburg dit que, si cette coloration était due au cuivre, une solution aqueuse d'ammoniaque lui communiquerait une teinte bleuâtre; mais de ce que ce changement de couleur rendrait la présence du cuivre très-probable, il ne s'ensuit pas que l'on puisse nier l'existence de ce métal quand la couleur bleue ne se produit pas sous l'influence de l'ammoniaque.

Les huîtres vertes se vendent plus cher, et dans les parcs on cherche à les conserver telles en les changeant d'eau plus rarement, ou en mélangeant l'eau de mer avec de l'eau douce.

Gaillon (*Journal de physique*) dit que la couleur verte est produite par une *navicula;* Bory le conteste.

Les huîtres parquées s'améliorent, mais prennent quelquefois une coloration verte dans les parcs. On en a accusé des algues, des ulvas ou de petits vibrions; d'après Valenciennes (*Comptes rendus*, 1841), ce serait une matière animale particulière, fournie peut-être par la bile; de Blainville pense que c'est une maladie des huîtres. L'amiral Suffren rapporte que des huîtres qui s'étaient attachées aux cuivres des navires, et présentaient une belle couleur vert-de-mer, avaient un effet toxique, produisaient du malaise au bout de deux à trois heures, des vomissements qui soulageaient, de la constriction à la gorge, une soif inextinguible, chaleur brûlante à la tête, surtout aux yeux, coloration de la face, gonflement du visage, des yeux et de la langue, avec démangeaison de petites élevures rouges répandues sur tout le corps. (Du Rondeau, *Mém. de l'Acad.*, III, 514.)

Sur la *Santa-Morina*, frégate naufragée, doublée de cuivre, s'étaient déposées des huîtres dont l'ingestion a déterminé du choléra et des coliques. (*Chisholm*, p. 400.)

Des huîtres attachées au cuivre des pontons anglais ont servi de nourriture à des prisonniers anglais sans leur faire de mal (Moreau de Jonnès).

2

Cet effet toxique ne permet donc point de conclure à l'existence du cuivre; car il s'est retrouvé dans d'autres circonstances où évidemment ce métal n'était pas en cause, et puis il a manqué dans des cas où il y avait certainement du cuivre. Dans l'empoisonnement par l'anguille de mer, ce serait, selon Chisholm (*Med. surg. Journ.*, 1808, p. 396), la saveur métallique qui indiquerait suffisamment la présence du cuivre; mais cette saveur ne s'est rencontrée que chez ce poisson; elle n'est pas générale, et s'observe aussi, ainsi que le fait déjà remarquer Autenrieth, dans les effets d'autres substances non métalliques.

Dans son ouvrage sur le venin des poissons, Autenrieth se base sur la différence dans l'effet. Il est évident que c'est là un principe des plus importants. Mais quand il prétend que l'empoisonnement par le cuivre n'est jamais suivi d'éruptions ni d'ulcérations cutanées, et qu'il n'exerce pas la remarquable action sur la peau, qui est l'apanage du venin des poissons, il a raison, en thèse générale, contre ceux qui veulent attribuer toute l'action toxique des poissons au cuivre qu'ils renferment; mais il a tort quant aux applications particulières.

Le cuivre a évidemment une action sur la peau, quoique différente de celle du venin des poissons. Selon Greding, il a produit une gale sèche; d'après Percival de la miliaire; d'après le *Magazin de Hamb.*, VIII, 442, de l'éruption; d'après Davidson (?), une affection analogue à la lèpre; d'après Hahnemann (*Malad. chron.*, III, symptôme 268, des taches érythémateuses aux bras avec démangeaison; 275, des dartres jaunes au coude, avec démangeaison, et de la démangeaison à l'œil (64); aux oreilles, 85; au nez, 89; à l'anus, 206; et aux plantes des pieds, 516). Dans les empoisonnements ordinaires, il n'a que rarement le temps de produire ces accidents; son action, pour cela, est trop tumultueuse, trop brutale. Combiné avec les matières animales, il pourrait exercer bien plus d'influence sur la peau. Ces combinaisons pourraient se faire dans le corps de celui qui a pris le cuivre, ou bien avoir été préalablement opérées dans d'autres organismes.

Il est parfaitement établi que la sueur des ouvriers en cuivre, surtout des tourneurs de cuivre jaune, est de couleur verte; mais on ne sait si cette coloration existe déjà dans les pores sudorifères, ou bien si elle ne se développe qu'au dehors, par son contact avec la poussière cuivreuse des ateliers. Dans ces ateliers, fermés le samedi pour ne se rouvrir que le lundi suivant, toutes les tables, etc., sont couvertes d'une poussière métallique tellement fine, qu'elle met très-longtemps à se déposer. Plusieurs ouvriers d'une fabrique de lampes m'ont affirmé qu'ayant pris un bain le samedi soir, mis une chemise blanche pour la nuit, ayant changé de chemise le dimanche matin, cette seconde chemise était encore colorée en vert par la transpiration, bien que parfaitement nettoyés et hors de l'atelier depuis vingt-quatre heures. Malgré cette particularité, la plupart de ces ouvriers jouissent d'une très-bonne santé. Ce qui viendrait à l'appui du fait de Rademacher, qui dit avoir pris tant et tant de cuivre sans en être sérieusement incommodé.

Le cuivre peut aussi séjourner très-longtemps dans

le corps. Je donnais autrefois mes soins à une vieille femme affectée de carie du tibia. La plaie, traitée par l'eau tiède seulement, produisit, au bout de huit jours, une suppuration toute verte. Ayant fait analyser les linges, on trouva dans les cendres des traces évidentes de cuivre. Cette femme avait pris, vingt ans auparavant, du sulfate de cuivre, et elle me jura ses grands dieux que jamais depuis elle n'avait ingéré la moindre quantité de ce métal.

Rademacher en a avalé quinze grains pendant huit jours sans la moindre altération de santé, et, comme il eut l'idée d'en essayer à petite dose pendant un laps de temps assez long, il en prit pendant huit mois quatre grains par jour... C'était quelque chose de plus que ce qu'en absorbent les ouvriers en cuivre. L'expérience était assez bonne; mais il en a tiré une conclusion erronée. — De ce que moi, Jean-Geoffroy, j'ai pu avaler tant et tant de grains d'oxyde noir de cuivre, sans observer grand'chose, il ne s'ensuit nullement que le cuivre, pris en général, ne soit pas vénéneux, ni que les médecins soient dans l'erreur à cet égard : d'abord il y a des composés de cuivre autres que l'oxyde noir; ensuite il faut aussi une individualité sur laquelle le cuivre agisse; il est possible que cet agent, chez lui comme chez beaucoup d'autres, passe à travers l'organisme sans y rien produire; mais cela ne prouve qu'une chose, c'est que sur ces individus le cuivre n'a pas d'action sensible. Les purgatifs, quand ils passent, ne donnent lieu qu'à quelques garde-robes; mais quand ils restent, c'est-à-dire quand ils passent dans le sang, ils ont un effet très-marqué. En aucun cas, le cuivre ne saurait rien produire en tant que cuivre; il en est de même de l'oxyde de cuivre. Il faut que ces corps entrent dans des combinaisons dans l'organisme; par là ils produisent une perturbation, ou, en d'autres termes, ils exercent leur fonction. Si le cuivre reste intact comme du sable, il ne peut agir que comme ferait le sable. Il se peut donc que l'acte même de la combinaison du cuivre avec les éléments de l'organisme, détermine dans une partie quelconque des modifications essentielles; ou bien que l'organe modifié ne produise des symptômes que postérieurement à sa modification matérielle par l'accession du cuivre. De même que l'arsenic, sous forme d'acide cacodylique, ne produit point d'effets remarquables; de même, d'autres métaux peuvent, au contraire, voir leur action beaucoup augmentée sous de certaines combinaisons. C'est une chose dont nous ne savons absolument rien avant que nous n'ayons expérimenté, non-seulement sur une ou sur plusieurs personnes, non-seulement sur deux ou trois lapins ou chiens, mais sur de longues, nombreuses et complètes séries. S'il se peut que certaines personnes peuvent supporter sans inconvénients d'assez fortes quantités de cuivre, le même fait doit avoir lieu également pour les animaux; il se peut qu'il nuise aux uns et ne fasse rien aux autres; ceux qui se l'assimilent peuvent, en raison de ce fait, devenir vénéneux ou non pour l'homme. Dans les docks de Londres, le poisson est devenu insalubre à cause du cuivre doublant les navires; mais ces docks renferment d'autres matières morbifiques qui rendent les poissons eux-mêmes malades. L'on prétend que les sardines de la côte de Saint-

Domingo, au voisinage des roches cuivreuses, sont toxiques. La même chose aurait lieu également en Nouvelle-Calédonie. (Voigt, *Mag.*, IV, 47.) Mais il existe encore d'autres côtes riches en minerai de cuivre, sur lesquelles les poissons ne sont pas vénéneux. (Autenrieth, *S.*, 85.)

De tous ces renseignements il ressort ceci, que le cuivre est susceptible d'être assimilé, et que des animaux contenant ce métal peuvent devenir nuisibles sous certaines conditions, chez certaines personnes. Mais à cet égard il n'y a pas encore un seul fait suffisamment constaté.

L'on a fait une investigation plus étendue sur le cuivre chez l'homme. C'est Sarzeau qui, le premier, l'a découvert dans la chair musculaire, en 1832. Puis Devergie et Hervy l'ont retrouvé en 1838 (Devergie, *Ann. d'hyg.*, 1840, pag. 180), Lefortier (*Ann. d'hyg.*, 1840, pag. 97). Danger et Flandin en ont contesté la présence; Barre l'a au contraire affirmée. Dans ces dernières années, Legrip a trouvé (*Journ. de chim. méd.*, III, 551) a trouvé dans le foie et la rate, sur 5500 de cendres, 2,7 de plomb et 4,5 de cuivre; dans 8700 de cendres de différentes parties d'une vache, 5,2 de plomb et 8,2 de cuivre. Orfila (*Journ. de chir. méd.*, III, pag. 570) dit qu'il y a toujours du cuivre dans le foie. Chevallier (*Journ. de chim. méd.*, III, 575) dit que chez l'homme sain on le retrouve quelquefois et d'autres fois il est impossible d'en découvrir. Deschamps (*Journ. de pharm.*, XIII, 88; *Comptes rendus*, XXVI, 102) conclut que toutes les formations sédimenteuses contiennent du cuivre à côté du fer. Cottereau (*Journ. de chim. méd.* V, 179), a trouvé, à côté du fer, des traces de manganèse et de cuivre ; Millon, (*Comptes rendus*, 26,41 et autres) a trouvé dans le sang humain : silice 1-5 ; plomb 1-5 ; cuivre 0,5 à 2,5 ; manganèse 10-24. C'est dans les globules sanguins qu'il en a trouvé les plus fortes proportions. Metsens, en suivant le même procédé, n'a pu trouver ni cuivre ni plomb dans le sang du chien, ni du cheval, ni de l'homme. Enfin, Millon a avoué que le sang qui avait servi pour ses analyses provenait de militaires qui se servent de vaisselle métallique. Lehmann n'en a trouvé ni chez l'homme, ni chez les grenouilles, quoiqu'il eût employé les foies de deux cent cinquante grenouilles. Ici se place un fait que l'on m'a dit avoir été rapporté par Buchner. On a trouvé du cuivre chez un homme : en allant aux informations, l'on sut que cet homme avait mangé pendant quelque temps de la chair d'un bœuf dont les pâturages se trouvaient auprès de mines de cuivre.

Le cuivre a été retrouvé dans la bile et dans les calculs biliaires par Bertozzi (*Ann. di chir. mil.*, 1845, pag. 52 ; Heller, *Archif.*, III, 228 ; Gorup Besanez, *Sur la bile*, 1848, p. 95 ; Bramson, *Zeitschs fur naterl. med.*, IV, 195 ; Orfila, *Journ. de chim. méd.*, III, 454.

D'autres métaux (*ars.*, *plumb.*, *antim.*, *bism.*) sont également éliminés par le foie ; l'on peut donc admettre que, dans tous les cas que nous avons rapportés, le cuivre a été accidentellement introduit dans l'économie, et puis éliminé par la bile.

Les dernières recherches et découvertes faites par Harless et Bibra sont plus importantes. Je n'ai à ma disposition que les extraits de leurs travaux fournis par le *Jahresbericht*. J'y trouve que la présence du cuivre a été constatée dans le sang de différents mollusques, notamment dans les divisions des tuniques et surtout des ascidies. Celles-ci servent de nourriture aux loligos et aux ebdones, appartenant à la tribu des seiches (je ne sais ce que l'on veut dire par là, mais j'admets que ce soit une seiche). C'est donc leur nourriture ou l'eau de mer elle-même qui leur peut fournir le cuivre.

Il est probable que d'autres coquillages ou demi-coquillages ont également du cuivre dans leur sang. Il me semble que les xiphosures, les pholades et les lepodes sont de la même catégorie. Ils peuvent prendre le cuivre qu'on y rencontre soit sur les navires submergés auxquels ils s'attachent, soit dans les animaux dont ils se nourrissent.

Si l'on compare les rapports du cuivre au fer dans les navires coulés, on y trouve à peu près les mêmes proportions que celles trouvées par Bibra et par Genth.

Mais ce qu'il y a de plus remarquable, c'est la présence du cuivre dans les limaçons de vigne (*Helix pomatia*), qui sont consommés par milliers. Ici l'on devrait, à l'exemple de Genth, indiquer la saison de l'année, à savoir si c'est au cœur de l'été, ou vers la fin de l'automne ou bien au printemps, après la décomposition du mucus, que leur sang contient plus ou moins de cuivre ; ce n'est qu'alors qu'il sera possible de savoir d'où cela provient et à quoi cela sert.

Le cuivre a été retrouvé encore dans d'autres familles du règne animal, et notamment dans celle à laquelle appartient le xiphosura. Nous voyons notés les noms de cancer pagurus, acanthias, zeus et conger vulgaris;

pagurus ou crabe solitaire n'est pas alibile ; mais on en fait une huile médicinale. Le congre vulgaire (probablement cangron ou gurneale) est mangeable : il est très-nombreux sur les côtes et ne se nourrit que de coquillages, etc. Je ne sais ce que l'on désigne sous les noms d'acanthias et de zeus ; il est possible que ce soient les poissons acanthus et zeus.

Le sang examiné dans le corps de ces animaux était incolore : le sang du limaçon de vigne ainsi que son foie contenaient du cuivre. Dans le sang on a trouvé 8,898 p. 100 de matières organiques et 6,12 p. 100 de matières inorganiques. Celles-ci contenaient 0,055 de cuivre (Harless); exposé à l'air, il bleuit sous l'influence de l'oxygène; l'acide carbonique le décolore et l'oxygène le bleuit de nouveau. A une chaleur de 50°, la couleur se détruit. L'alcool produit un coagulum incolore ; l'ammoniaque fait disparaître la couleur bleue, qui reparaît sous l'influence de l'acide chlorhydrique. L'alun précipite le pigmentum bleu ; un excès le redissout; l'ammoniaque le précipite de nouveau. La matière colorante s'est combinée avec de l'argile qui a retenu 29,55 p. 100 de cendre verte, riche en cuivre. Le sang des ascidies et des céphalopodes s'est comporté différemment. L'oxygène ne l'a pas coloré en bleu, ni l'azote, tandis que l'acide carbonique lui a imprimé une couleur bleue intense ; l'oxygène affaiblissait cette nuance bleue; l'éther et l'alcool bleuissaient le sang incolore. Le sang contenait 4,7 p. 100 de parties organiques et 2,65 p. 100 de parties inorganiques, parmi lesquelles point de fer, mais du cuivre. Bibra a trouvé dans le sang de l'ebdone 7,55 de parties solides et

92,67 d'eau. 100 parties de sang desséché ont fourni 55,88 de cendres. 108 de ces cendres ont fourni : chlorure de sodium 75,1 ; sulfate de soude 2,0 ; phosphate de soude ,trace ; phosphate de chaux 24,9 et du cuivre. Le foie également ne contenait point de fer. Dans les cendres du foie on a trouvé 1,12 de cuivre. Bibra prétend que dans le sang des crabes et dans le foie de l'acanthias et du zeus (si par ces noms on entend désigner des poissons) le cuivre remplace le fer.

D'après ce que l'on vient de voir, le cuivre a été trouvé dans un grand nombre de plantes, surtout dans les racines. Des expériences ont montré que les végétaux peuvent absorber ce métal sans en être particulièrement incommodés. Il y aurait maintenant à déterminer si, dans ces cas le cuivre est simplement surajouté (mélangé), s'il est admis aux lieu et place d'autres corps, sous quelles combinaisons il est admis, quelles nouvelles combinaisons il subit dans l'assimilation, et de quelle façon enfin il est éliminé. Il y aurait encore à déterminer s'il exerce et jusqu'à quel point il exerce une influence quelconque sur les effets thérapeutiques de la plante : il se peut que cette influence soit peu appréciable.

Le cuivre a été retrouvé dans beaucoup d'animaux ; il l'a été également chez l'homme : dans ce cas il a été ingéré avec les aliments qui en contenaient. L'absorption, dans la plupart des cas, n'est qu'accidentelle, et chez beaucoup d'animaux elle est tout à fait sans inconvénient. La vase marine, surtout près des côtes et des bas-fonds, a reçu ce métal en assez grande abondance, par suite des naufrages, pour en fournir à tous ces animaux, qui d'ailleurs le transmettent des uns aux autres. Ce n'est que chez ceux des classes inférieures qu'on l'a trouvé constamment, et trouvé en proportion *substitutive* avec le fer. Il y aurait encore à déterminer si le cuivre est indispensable à l'existence de ces animaux, ou bien si seulement il a pris la place du fer parce qu'il s'est rencontré dans leur nourriture, comme cela se voit par l'alun, où le fer se substitue à l'alumine, et dans les plantes où la soude se substitue à la potasse. Pour l'explication des deux cas, il serait de la plus haute importance de connaître les combinaisons sous lesquelles il existe dans l'organisme vivant. Mais les effets du cuivre sont toxiques, violents, dans des conditions données et sous certaines combinaisons. Il est évidemment sans danger dans une foule de cas, et il se pourrait qu'il fût moins dangereux à *respirer* longuement que le fer lui-même.

Il n'existe très-probablement chez l'homme et les animaux supérieurs que sous forme de *mélange* accidentel. Dans mon opinion, il agirait alors en se substituant à un autre corps faisant partie intégrante de l'organisme. Ceci posé, il n'y aurait jamais que des quantités minimes agissant ainsi par voie *substitutive;* des quantités plus fortes ne pourraient plus agir que par voie *perturbatrice;* mais si l'on admet que le cuivre existe comme un élément indispensable de l'organisme, il ne pourrait non plus s'y trouver qu'en minime quantité... Et ce n'est pas ce fait qui viendrait à l'appui de la doctrine de Rademacher sur les trois médicaments universels, ainsi que semble le désirer Lœffler (*Zeitsch, für Erfahrungsheilkunst*, 1.2.95). Quand on veut donner le fer, le cuivre et le nitrate de soude comme les trois remèdes universels, on doit entièrement oublier qu'il y a des éléments dans l'organisme humain. Car autrement il y en a un grand nombre d'autres qu'il faudrait prendre en considération avant ceux-là ; et puis justifier le nitrate de soude par cette considération qu'il y a de la soude dans le sang, c'est, vous l'avouerez, un peu trop plaisant.

L'homœopathie, par ses tendances, ses doctrines, est et a toujours été complétement étrangère à ces manies généralisatrices; elle n'est pas seulement à beaucoup de faces, elle est *omnilatère*. Elle s'enquiert de l'effet de toutes les substances, que ce soient des aliments, des boissons, des condiments, des médicaments ou des poisons ; elle s'enquiert de leurs effets sur les bien portants, sur les malades, sur les animaux, sur les végétaux. Elle a soudainement donné au mot si ancien et tant commenté de saint Paul : « Vérifiez tout » un sens nouveau, une signification nouvelle, et dont l'effet se fera sentir dans l'histoire du monde ; mais toutes ces grandes choses demandent du temps ; le vin veut avoir passé au moins un hiver. Au printemps, le vigneron élague la jeune vigne qui doit grandir et porter du fruit, et ne lui laisse que deux ou trois yeux au plus. C'est aussi ce qui nous arrive : on élague le vieux bois afin que les nouveaux rejetons poussent avec plus de vigueur; pendant qu'ils poussent il faut les préserver des chèvres, et quand ils sont chargés de fruits, il faut les défendre contre les renards. Alors on peut dire aussi chez nous : « Balayez-moi les renards, les petits renards, qui dévastent mon vignoble ! »

Cuivre dans le sang du limulus (*Xiphosura*); par le docteur Frédéric-A. Genth.

On sait que le limulus (cyclops) que l'on trouve sur les côtes de l'Amérique du Nord, a du sang bleu. La couleur de ce sang est souvent d'un bleu très-clair, mais parfois aussi d'azur foncé. J'y ai constamment trouvé une assez grande quantité de cuivre à côté d'une faible proportion de fer. Ces deux métaux ne peuvent se déceler, selon la manière habituelle, à l'aide des réactifs : mais on les découvre très-facilement et sûrement après ébullition prolongée du sang avec un excès d'alcali caustique. Il en résulte la dissolution de l'albumine et la combinaison d'une partie du soufre avec les métaux. Après filtration et combustion du précipité on le dissout par l'acide nitrique, et l'on précipite le phosphate de chaux et l'oxyde de fer par l'ammoniaque. Le liquide filtré a une couleur bleu azurée et donne par l'acide sulfhydrique un précipité noir-brun, et, acidulé par l'acide chlorhydrique, il donne avec le cyanure ferropotassique un précipité pourpre. Dans une solution du phosphate de chaux par l'acide chlorhydrique, on démontra l'existence du fer par le moyen du sulfo-cyanure de potassium. —Je donnerai bientôt une analyse détaillée des cendres du sang. (*Nordamericanischer Monatsbericht*, t. II, janv. 1851, pag. 294.)

COMPOSITION DES CENDRES DU SANG DU LIMULUS CYCLOPS *d'Egg-Island* (en mai) et de *Lewistown* (juillet) *Fabricius*, par le docteur *Fréd.-A. Genth.*

Dans le septième cahier de ce journal, j'ai déjà fait mention de la quantité assez considérable de cuivre contenu dans le sang du limulus cyclops (*kings-crab*, crabe royal), et j'y ai promis une analyse détaillée des cendres de ce liquide.

Le sang s'obtient facilement par le moyen d'une incision au dos entre les deux écailles de l'animal. Il s'en écoule aussitôt une quantité notable, jusqu'à une livre chez les individus un peu volumineux. Dans le premier moment, sa couleur est habituellement d'un bleu pâle jusqu'à la nuance d'azur, mais trouble. Au bout de peu de secondes, il s'en sépare de la fibrine ; mais la teinte bleue du liquide subsiste et ne se dissipe qu'au bout d'un temps assez long, quelquefois après plusieurs jours seulement. L'ébullition fait aussitôt coaguler ce liquide azuré ; l'albumine se sépare du sérum et entraîne le cuivre avec elle, de sorte que la solution devient claire comme de l'eau. Elle a une odeur de poisson de mer bouilli. Pour obtenir les cendres on a commencé par évaporer jusqu'à siccité le sang dans une capsule assez grande et puis on a chauffé jusqu'à parfaite carbonisation. Dans le but de ne point perdre les chlorures par une incinération complète, et, d'autre part, afin de ne pas augmenter la difficulté de cette incinération par la présence de ces mêmes chlorures, on épuisa la masse carbonisée par l'eau, ce qui a sin-

gulièrement facilité l'incinération complète du résidu ;
ces cendres, mises avec la solution des chlorures, on a
évaporé le tout ensemble jusqu'à siccité. La masse des-
séchée fut triturée afin d'en opérer la mixtion intime,
chauffée de nouveau au rouge brun et puis employée à
l'analyse.

Les procédés employés dans ces analyses ne diffèrent
pas essentiellement des procédés usuels. Dans l'analyse I, les cendres ont été dissoutes dans l'acide nitrique : il s'en dégagea un peu d'acide carbonique, dont
la quantité a été déterminée par le chiffre de la *perte*.
L'on précipita ensuite le cuivre par l'acide sulfhydrique qui détermina sa quantité de la manière habituelle. Le liquide débarrassé du sulfure de cuivre
par filtration fut réduit (évaporé?), traité par le sel
ammoniac et précipité par l'ammoniaque. Le précipité,
consistant en phosphate ammoniaco-magnésien, avec
traces d'oxyde de fer, ayant été un certain temps exposé
à un courant d'air, fut lavé avec de l'ammoniaque
étendue, et l'on y a déterminé la quantité d'acide
phosphorique et d'une partie de la magnésie. Dans le
liquide passé à travers le filtre on a précipité, la chaux
par le moyen de l'oxalate d'ammoniaque ; filtré de nouveau, on a précipité de la magnésie par le phosphate de
soude. Pour la détermination des alcalis, une nouvelle
quantité de cendres ayant été dissoute dans l'acide nitrique fut traitée par le chlorure de baryum et le précipité séparé par filtration. Dans le liquide passé sous
le filtre, la baryte a été précipitée par l'ammoniaque et
le carbonate d'ammoniaque, et puis on a filtré de nouveau. Le liquide passé cette fois sous le filtre a été éva-

poré à siccité et chauffé jusqu'à volatilisation des sels ammoniacaux; puis la magnésie séparée des alcalis par l'oxyde de mercure et sa quantité déterminée par les moyens usités. De la même façon l'on a déterminé le chlore et l'acide sulfurique, au moyen de nouvelles quantités de cendres.

Dans l'analyse II l'extrait aqueux, de même que le résidu, ont été chacun examinés à part.

Dans l'extrait aqueux l'on a précipité d'abord le chlore au moyen du nitrate d'argent, et l'excédant de ce dernier par l'acide chlorhydrique; puis ensuite on a précipité l'acide sulfurique par le chlorure de baryum et l'excédant de ce dernier par l'acide sulfurique. La chaux dissoute dans ce liquide ammoniacal fut précipitée par l'oxalate d'ammoniaque, et la magnésie, qui était restée en dissolution et avait passé sous le filtre, fut précipitée par le phosphate d'ammoniaque. J'éloignai ensuite l'acide sulfurique et l'acide phosphorique restés dans la dissolution, par le moyen du chlorure de baryum, et l'excédant de baryte par le carbonate d'ammoniaque. Après évaporation des sels ammoniacaux les alcalis furent déterminés par les moyens habituels. Le résidu insoluble dans l'eau s'est dissous dans l'acide nitrique, avec dégagement d'acide carbonique. Dans cette dissolution l'acide phosphorique a été déterminé au moyen du mercure métallique (d'après la méthode de H. Rose); les bases furent déterminées comme d'habitude, et l'acide carbonique par la perte.

I. *Sang de deux individus femelles, avant la ponte des œufs ; prises à la fin de mai. Les animaux étaient très-vivaces avant la saignée ; sang de couleur azur foncée.*

L'analyse des cendres a donné les résultats suivants :

1° 0,7103 gram. ont donné 1,5267 gram. de chlorure d'argent.
2° 0,7059 — 0,0570 — de sulfate de baryte.
3° 3,6739 — 0,0109 — d'oxyde de cuivre.
0,1667 — de carbonate de chaux.
0,3681 — de pyro-phosphate de magnésie.
0,0628 — de phosphate de magnésie, avec traces d'oxyde de fer (précipité par l'ammoniaque).
4° 2,306 — 1,9970 — de chlorures de potassium et de sodium.
0,5585 — de chlorure de platine et de potassium.

D'après ces données, la composition des cendres serait donc la suivante :

Chlorure de sodium,	=	79,207 p. 100
— de potassium,	=	4,607
— de magnésium,	=	3,848
Sulfate de potasse,	=	3,264
— de chaux,	=	2,159
Carbonate de chaux,	=	2,950
Pyro-phosphate de magnésie,	=	1,709
Magnésie,	=	1,959
Oxyde de fer,	=	traces.
— de cuivre,	=	0,297 (1)
		100,000

(1) Une autre portion des mêmes cendres, ayant été examinée spécialément au point de vue du cuivre, a fourni, sur 8,4346 grammes de cendres, 0,0285 = 0,338 p. 100.

II. *Sang d'un individu mâle, assez affaibli, pris en juin au cap Henlopen. Couleur bleue blanchâtre; pesanteur spécifique, par 25° Cels.* = 1,0517.

77,970 grammes de sang ont fourni 2,5941 de cendres, dont 2,4077 se sont dissous dans l'eau et 0,1864 sont restés comme résidu.

Il s'ensuit que ce sang contenait 5,526 p. 100 de principes solides, dont 5,088 p. 100 solubles dans l'eau, et 0,259 p. 100 insolubles dans ce liquide. Les cendres contiennent 92,814 p. 100 de parties solubles dans l'eau, et 7,186 de parties insolubles.

A. 2.4077 gram. ont fourni 5,5817 gram. de chlorure d'argent.
                      0,2129 — de sulfate de baryte.
                      0,0662 — de carbonate de chaux.
                      0,0563 — de pyro-phosphate de magnésie.
                      2,2678 — de chlor. de potassium et de sodium.
                      0,5528 — — de platine et de potassium.

B. 0.1864 gram. ont fourni 0,0576 gram. de carbonate de chaux.
                      0,5851 — de pyro-phosphate de magnésie (magnésie).
                      0,0021 — d'oxyde de fer.
                      0,0022 — — de cuivre.
                      0,0115 — de pyro-phosphate de magnésie (acide phosphorique).
                      0,0165 — d'acide carbonique (de la perte).

Il s'ensuit que la composition de ces cendres est la suivante :

A.			
Chlorure de sodium,	= 85,507 p. 100	
— de potassium,	= 2,595	
— de magnésium,	= 1,840	= 92.898 p. 100
Sulfate de potasse,	= 1.686	
— de chaux,	= 5,470	
	À reporter. 92.898	92.898

```
                        Report.      92,898              92,898
      Carbonate de chaux,        =    1,448          ⎫
      Pyro-phosphate de magnésie, =   0,444          ⎪
B.    Magnésie,                  =    5,428          ⎬   = 7.186 p. 100
      Oxyde de fer,              ..   0,081          ⎪
        — de cuivre,            . .   0,085          ⎭
                                    ─────────           ─────────
                                     100,084             100,084
```

Il paraît que les différences signalées dans la composition du sang du limulus sont déterminées par l'emploi
de certains principes constituants de ce liquide dans
l'acte de la fécondation et de la ponte, lesquels principes
se remplacent petit à petit après l'accomplissement de
l'acte générateur. Il serait possible aussi que la composition de l'eau dans laquelle vivent ces animaux ne fût
pas étrangère à ces différences de composition. En tout
cas, ces différences, et notamment dans les proportions
du cuivre, sont tellement considérables, qu'elles sou-
lèvent des questions du plus haut intérêt chimico-phy-
siologique au sujet des fonctions de ce métal dans la vie
organique de ces animaux. Comme on ne peut se les
procurer que pendant une assez courte période de la
saison d'été, je n'ai pu, à cause de la saison très-avan-
cée déjà, faire de nouvelles investigations à ce sujet.

EXPÉRIENCES SUR L'HOMME SAIN.

1. Fin juillet 1848, pendant que je triturais le sang
desséché, entre cinq et six heures du soir, je ressentis
un goût terreux, s'étendant jusqu'en arrière du palais.
— Céphalalgie; tête entreprise et sensation de pression,
d'abord étendue à toute la région frontale, ensuite seulement à droite. Cinq à dix minutes après, une douleur

dans l'articulation du gros orteil gauche.—Léger trem-
blement dans l'oreille droite, profondément dans l'intérieur. — Sensation de chaleur dans l'avant-tête à
droite. — Sensation brûlante à gauche du scrotum. —
Sensation singulière dans tout le corps, comme si les
nerfs étaient trop pleins. — Après trente minutes, écoulement par la narine gauche et diminution de l'état précédent. — Derrière l'œil gauche, sous le globe oculaire,
compression sur un espace très-limité. — Après quarante minutes, pression dans la région du cœur et chaleur marquée au visage. — Petits points, surtout à
l'épaule et au visage, plus marqués à gauche, où l'on
ressent une démangeaison brûlante. — Douleur violente dans les métacarpiens gauches, et puis une sorte
de sensation de froid avec horripilation et céphalalgie
au-dessus des yeux. — Après quarante-cinq minutes,
une sorte de bouillonnement suffocant, dérangeant le
rhythme des inspirations, devenant même douloureux
quand il augmente, correspondant au centre du thorax,
derrière l'estomac, donnant la sensation de vagues qui
viendraient battre contre les parois de l'aorte. — Après
cinquante minutes, sensation de chaleur et de douleur
dans l'abdomen. — Après cinquante-cinq minutes,
douleur violente dans la tête à droite sur l'organe de
l'*habitabilité*. La tête reste entreprise à droite. — Dans
l'abdomen c'est partout, avec douleur par-ci, par-là. —
Soubresauts dans les dernières molaires supérieures.
— Après une heure, goût douceâtre dans la bouche,
venant des deux côtés, comme si cela provenait des
dents.

2. Le 22 août 1848, à huit heures cinquante minutes

du matin : un grain, un centième. Immédiatement coliques, profondément à l'intérieur, ensuite fatigue dans les jambes et coryza fluent à gauche. Petits points *passim* avec démangeaisons brûlantes. — Bâillements fréquents et très-profonds, avec tendance à étirer les membres, puis une sensation de fatigue avec refroidissement et la tête entreprise.

A neuf heures cinquante, la tête est plus entreprise sur les côtés et en arrière; le coryza fluent continue; les coliques sont passées sans garde-robe.

Dix heures. Douleur dans l'anus; sur des points circonscrits ardeurs avec refroidissement; de dix à douze heures, douleur souvent répétée dans la cavité gauche du thorax, à un pouce en dehors du mamelon et là à un pouce de profondeur. — A midi trente, céphalalgie à gauche. Il subsiste encore quelques petites taches brûlantes par-ci par-là. Fatigue très-sensible dans les genoux et au-dessus. Après le repas du midi, envie d'aller à la selle; il n'a été rendu d'abord que des vents, et après de longs efforts quelques petites boulettes. Les efforts ont déterminé du mal de tête. — Toute l'après-midi, coliques à gauche sur différents points; avec cela dyspnée et céphalalgie frontale, plus forte à droite; les autres incommodités sont également plus prononcées à droite. Fréquents raptus (bouillonnements) de sang vers la figure et sentiment douloureux de plénitude dans toute la moitié droite du corps, plus prononcé dans le membre inférieur. Douleurs autour des yeux, dans la profondeur des os. Grande indifférence, la tête continuant d'être entreprise. — Est singulièrement affecté, ressent çà et là des douleurs dans tout le corps, qu'il ne saurait décrire, et que l'on pourrait le plus vraisemblablement comparer à une chaleur erratique. — Six heures quinze. Douleur violente, élancements et pincements, au-dessous de l'aine droite, dans la partie moyenne de la cuisse. — Six heures trente, mal de dents à gauche, dans la mâchoire inférieure. Toute la la tête entreprise, alternant avec le même état, dans la face, accompagnée de chaleur ; en même temps le corps tout entier est *entrepris*, surtout l'abdomen, où cet état arrive jusqu'à une sensation de chaleur ou de brûlure. Le tabac à priser agit plus vivement que jamais. L'oreille droite lui semble légèrement bouchée, profondément dans le conduit auditif. — Sept heures, pression derrière et au-dessus de la glabella, puis la même sensation un peu plus haut, à droite. Demi-heure après même sensation en arrière et à droite dans l'organe de la *philogéniture*. L'après-midi et le soir, chaleur continuelle à la face, surtout après l'exercice ou le travail de tête. La voix est un peu voilée ; il est souvent incité à tousser et cracher, ce qui rend la voix plus claire. Le soir, céphalalgie à droite. Le coryza était développé vers sept heures. Éternuements ; tête entreprise au-dessus des yeux ; même état dans tous les membres ; une mucosité liquide s'écoule de la narine gauche, et, à la suite cet état général et le mal de tête s'améliorent, sauf toutefois au-dessus des orbites. Continuellement un nombre considérable de petits points, siége de démangeaisons brûlantes. Coït non suivi d'écoulement séminal. A bien dormi la nuit.

Le 25 août au matin, violent besoin d'aller à la selle avec évacuation d'une petite quantité de matières

molles, précédée et suivie de borborygmes et de ténesme. Le coryza est encore dans son plein le matin.
Après de violentes démangeaisons et des grattements, il
se développe de petits vésicules rougeâtres entre les
têtes des troisième et quatrième métacarpiens du côté
droit; plus tard il s'en développe encore d'autres en
grand nombre à gauche, sur la face externe du quatrième doigt.

2. *bis*. Dix heures, on prend encore 1,100ᵉ. Immédiatement sensation de dévoiement dans le bas-ventre : une
demi-heure après grand bien-être. Dans le courant de
la journée, il a vu passer complétement cette grande
répugnance pour le travail et cette incapacité de beaucoup faire, qui s'était montrée depuis les bains de mer,
et une grande tranquillité d'esprit avec une ferme résolution le mettent en état d'exécuter avec zèle et persévérance des travaux qui lui sont antipathiques. —
Onze heures trente, violente douleur en arrière du
globe oculaire gauche, s'irradiant dans différentes directions; la douleur dans la profondeur du thorax, à
gauche se reproduit cette fois encore. — Une heure,
débilitation subite et répugnance pour le travail, qui
subsistent pendant toute l'après-dînée, même à l'air
libre. Les talons et les plantes des pieds sont douloureux par suite de la station debout et de la marche.
Larmoiement de l'œil droit, subsistant depuis hier. Le
coryza a complétement disparu le soir. — Cinq heures,
la tête s'entreprend de plus en plus, les élancements
dont elle est le siége augmentent. — Cinq heures
trente, toux subite et très-violente; douleurs dans la
main gauche aux os du métacarpe; nouvelle douleur

dans le thorax à gauche ; beaucoup de °bâillements ; poitrine entreprise et sensation de faiblesse qui le force à se coucher. — Six à sept heures du soir, envie d'aller à la selle : il ne vient que des vents. — Dix heures, nouvelle envie, selle molle en bouillie brunâtre ; pendant et après les coliques persistent. Bon sommeil ; coït suivi de résultat.

Le 24 août au matin, bouche empâtée et petites selles insuffisantes en bouillie ; hier et aujourd'hui, violentes démangeaisons dans le creux du jarret gauche. — Six heures du soir, douleur dans l'articulation coxo-fémorale droite, en arrière, comme si elle était luxée, surtout sensible dans certains mouvements ou attitudes, même dans la position assise. — Sept heures trente, après avoir bu un verre d'eau fraîche, il survient un nouvel écoulement de la narine, sensation de chaleur à la face et par tout le corps, comme dans la fièvre. Au bout d'un certain temps, picotements, comme dans la sueur, avec une peau simplement moite. Douleurs rongeantes survenant assez fréquemment dans les dernières molaires supérieures, tantôt à droite, tantôt à gauche. Le talon droit, pendant qu'on appuie sur le sol, est douloureux comme s'il était déboîté. Sensation de froid avec écoulement continuel par le nez (la soirée est fraîche). La voix est fortement voilée ; il est obligé de tousser et cracher continuellement, ce qui n'empêche point que la voix ne reste faible et enrouée, avec dyspnée incessante. Émission fréquente de vents volumineux, inodores, plus de coliques avec envie d'aller à la selle.

Le 25 août, il prit du café et du vin, et, le jour sui-

vant, 26 août, mal de tête le matin ; après-midi, chaleur à la face; le soir, coryza fluent et sensation de froid.
La douleur de la hanche droite avec sensation de dé-
boîtement, existe très-profondément et en arrière,
comme si elle siégeait derrière l'articulation. Elle
s'aggrave dans plusieurs mouvements aussi bien que
quand il se baisse ou qu'il monte en voiture, et elle
devient très-incommode. Les douleurs existent toujours
dans les dents.

Le 28 août, avant midi une fois, puis à midi et puis à
deux heures, douleur extrêmement vive sous le sternum,
douleur qu'il n'avait jamais ressentie de sa vie, rien
même qui eût avec elle une analogie éloignée. Il lui
semble qu'un coup de lance traverserait rapidement la
partie de haut en bas et de droite à gauche ; cette sensation se reproduit particulièrement lorsqu'il étend le
bras droit. Aujourd'hui, pour la première fois, la
garde-robe est revenue comme dans les temps ordinaires. Il subsiste encore, pendant plus d'une semaine,
de la démangeaison et une éruption sous forme de petites raies, sur l'épauche gauche et dans les deux creux
poplités, surtout persévérante à droite.

3. Le 3 septembre, il prend deux à trois gouttes de
sang, dans la soirée. Le lendemain, deux selles en
dévoiement, d'un gris verdâtre, sans aucune douleur,
fréquentes expectorations avec toux. La démangaison,
encore subsistante dans les creux poplités, augmente.
La douleur dans la région du cœur s'aggrave ainsi que
plusieurs autres symptômes.

4. 1849, 25 juin, six heures du matin, 1 grain
1,100°. Il fait une grande chaleur depuis plusieurs

jours ; les nuits sont chaudes également. Choléra immi-
nent. Huit heures, point de symptômes, mais la garde-
robe, que l'on sentait *tout près*, ne veut point venir.
Bientôt après elle arriva, contenant les graines des
fraises qu'on avait mangées. A midi, par une chaleur
insupportable, on n'a de goût à rien. Toux pendant la
sieste, elle revient plusieurs fois et le réveille. Céphalalgie à droite, se portant d'un point à l'autre (de cette
moitié de la tête), siégeant plus spécialement dans la
profondeur, c'est-à-dire dans l'intérieur de la tête.

24 juin à six heures du matin, 1 grain 1,10000°.
Point de garde-robe ce matin. L'après-midi, selle en
bouillie, avec douleur sur différents points de l'anus,
comme si ces points étaient à vif. Il éprouvait longtemps avant la sensation comme si les matières étaient
retenues là sans pouvoir passer.

25 juin. Soit sous l'influence du médicament, soit
sous celle de la chaleur, il se développe sur la peau de
la face, à droite, une multitude de papules rouges,
comme s'il allait se former des pustules. Sur le dos du
quatrième doigt gauche, entre les deuxième et troisième
phalanges, un point blanc, entouré d'un cercle foncé ;
sur le dos des deux mains, de petites taches brunâtres,
qui ne paraissaient point colorés sous la loupe, mais
présentaient un aspect rugueux, comme s'il allait se
former des verrues. Quelques-unes de ces taches forment
de légères saillies.

Huit heures et demie du matin. Déjà hier, il avait
été frappé d'une sensation particulière traumatique
dans les deux talons pendant la station et la marche.
Aujourd'hui, vive douleur dans les deux hanches comme

courbaturées ; plus forte à gauche. Il y a aussi douleur dans les lombes et le sacrum, et sensation de courbature dans la flexion en arrière ; est-ce suite de refroidissement ? Quoi qu'il en soit, cet effet est tout à fait remarquable et inusité. La nuit, coït sans émission. A été obligé de flairer l'ailanthus en fleur.

Le 26 juin, il n'a rien pris, ayant été obligé de faire de grand matin une course à la campagne. L'après-midi, dyspnée particulière vers la base du thorax, comme s'il y avait un obstacle à l'abaissement du diaphragme, de façon qu'il ne peut respirer complétement que dans l'extension du tronc, comme s'il y avait trop-plein. Améliorations le soir. Chaque jour, une à deux garde-robes molles, avec douleur dans l'anus : sortie des hémorrhoïdes ; quelques points ulcérés dans l'intérieur.

Le 27 juin, plus grande excitation vénérienne ; il se sent plus dispos.

Depuis le 25, aggravation ; plus mal encore le 26 ; le 27 et jours suivants, éruption sur les mains de petites vésicules psoriques, surtout sur le dos des doigts ; le plus grand nombre sur les quatrièmes doigts des deux côtés. Éruption rouge, très-fine, avec peu de démangeaisons, dans le pli du coude gauche. Éjaculation difficile. Dyspnée après avoir bu de l'eau, l'après-midi, s'est reproduite, mais de plus en plus faiblement.

Le 50 juin, tumeur hémorrhoïdale à gauche après expulsion, avec efforts, d'une selle dure, noueuse, sortie en masse épaisse. Une sortie en voiture a augmenté la douleur hémorrhoïdale, qui est devenue très-vive pendant une sortie à pied dans la soirée.

Le 1ᵉʳ juillet, je fus obligé de rester couché, les jambes écartées : sur le côté gauche de l'anus, un bourrelet douloureux de la grosseur du doigt; fréquemment des contractions douloureuses du sphincter. Il subsiste toujours des hémorrhoïdes très-dures, de la grosseur d'un pois. Rien n'est bleu, tout est rouge. *Mur. ac.* 6, 3, 2, à l'intérieur et à l'extérieur, n'a produit aucun soulagement. Il en fut de même d'*ignat.* et de beaucoup d'autres médicaments. Le 1ᵉʳ juillet, je pris *ac. mur.* 2, 3, 6, et dès le soir *silicia haute puissance*. Le 2 juillet, *sulph.* 3, l'après-midi; à dix heures du soir, *aloes* 3. Le 3 juillet, *carb. veget. haute puissance*, le matin, et *ignat.* 3, le soir. Le 4 juillet, *kali carb.*; le 5 juillet, encore *kali carb.* à plus haute dilution. C'est alors qu'enfin l'état s'est amélioré. J'ai employé aussi une pommade au *verbascum*. Tous les deux jours, selle bien moulée, à forme prismatique-triangulaire. Appétit bon. *Xiphorusa* avait-il exercé quelque influence sur les hémorrhoïdes? Ce ne fut que le 7 que je recommençai à marcher un peu; mais la douleur était encore très-vive. Le 8, je me rendis à l'église, mais ne pus me tenir assez longtemps assis, probablement parce que le besoin d'aller à la garde-robe n'était pas très-éloigné. Je recommençai aussi à prendre de la bière. Dès le matin, éternument et coryza fluent, qui s'est continué toute la journée; larmoiement, etc. Fatigue excessive. Le soir, je pus à peine me tenir assis; je fus obligé de me coucher; je me mis au lit après neuf heures. La mémoire des noms est très-obtuse. Amélioration le lundi matin. Il ne reste que peu de coryza. Très-peu de tumeurs hémorrhoïdales, qui sont flétries. La lassitude

n'est pas aussi prononcée. Le coryza sans toux ni mal
de tête, qui est seulement un peu entreprise; sans perte
de goût ni d'appétit.

5. Pendant la trituration, j'ai obtenu les symptômes suivants : après une demi-heure de trituration,
j'éprouvai un malaise considérable avec transpiration
générale. — Sensation de chaleur au bas-ventre. —
Après une heure, garde-robe qui, sur la fin, devint
très-liquide. Depuis des semaines je n'avais pas eu de
garde-robe molle. Cette selle a été suivie de ténesme,
puis survinrent des tranchées, alternant avec sensation
de chaleur dans l'abdomen. Éternuments violents; émission copieuse et bruyante de vents nombreux et très-
fétides.

Les 2ᵉ et 5ᵉ triturations n'ont pas augmenté ces symptômes, et, après vingt-quatre heures, tout était passé.

Extrait d'une lettre du docteur A. Lippe, de Carlisle,
Pa., du 8 août 1848.

6. Le professeur Blumenthal a pris le soir un grain
de la 1ʳᵉ trituration, et a fort bien dormi la nuit suivante. Le lendemain matin, je le trouvai étendu sur un
sopha, dans sa chambre, se plaignant d'une douleur
spasmodique dans l'abdomen; plus tard, d'un sentiment de *chaleur*, de *feu*, *constriction* dans le bas-ventre,
de *brûlements* et de constrictions dans l'anus, constipa-
tion; *ardeurs* dans les paumes des mains; sensation de
crampes dans les membres; rachialgie; somnolence et
sommeil pendant toute la journée.

Ces signes ayant subsisté toute la journée, il prit le
soir un grain de la 2ᵉ trituration. Les symptômes abdominaux continuèrent là-dessus, quoiqu'un peu moins

fortement prononcés. Somnolence toute la journée ; lassitude excessive, surtout des membres ; tête entre-prise ; selle dure.

Prit ensuite le soir un grain de la 5ᵉ trituration. Les symptômes diminuèrent le jour suivant, et puis se dis-sipèrent.

Extrait d'une lettre du docteur A. Lippe, de Carlisle, du 8 août 1848.

7. N. N... mande ce qui suit : A eu, après ingestion de la 1ʳᵉ trituration, une garde-robe molle, doulou-reuse ; ayant pris la 2ᵉ, cet état empira, et il fut obligé de se coucher sur le sofa. Il lui semble avoir dans les intestins une substance corrosive, dissolvante, et il éprouve toutes les douleurs imaginables que cette sub-stance pouvait déterminer. C'est comme s'il avait le feu dans l'estomac, et puis la même sensation dans les in-testins. Les selles devinrent liquides comme de l'eau ; il éprouvait des épreintes continuelles, mais qui, au bout d'un certain temps, ne produisaient plus d'éva-cuations ; survinrent ensuite des éructations liquides à odeur d'œufs pourris. Lassitude excessive et relâche-ment équivalent des facultés intellectuelles, avec dispo-sition aux bâillements et à l'*étirement* des membres.

Lorsqu'il prit la 1ʳᵉ trituration, le soir, les symptômes ne se manifestèrent que le lendemain après le déjeuner ; la 2ᵉ trituration ayant été prise à dix heures du matin, les symptômes se montrèrent à midi. Ayant pris la 3ᵉ trituration, les douleurs abdominales et la lassitude se firent sentir aussi intenses qu'après l'ingestion de la seconde ; mais les selles furent moins fréquentes.

Après cette 5°, les symptômes persistèrent pendant trente-six heures. (Rapport par écrit à CHg.)

8. Le docteur Litty, à qui j'avais remis cette substance, en lui faisant observer qu'elle possédait probablement des vertus anticholériques, a pris la 5° trituraration. Il me dit qu'elle avait provoqué chez lui une saveur métallique, et cette sensation générale qu'on éprouve après avoir pris un médicament, mais sans autres signes particuliers. Il le prit le soir, et eut, en se couchant, mal à la tête et a mal dormi; mais le lendemain il éprouva une sensation toute nouvelle pour lui, qu'il ne saurait exprimer autrement qu'en disant que quelque chose le gênait profondément dans l'intérieur des oreilles, mais que cette gêne ne lui déplaisait nullement. Cette singulière contradiction était tout ce qu'il pouvait se rappeler. (Rapport verbal.)

9. Le fils du docteur Litty, jeune homme de dix-sept ans, blond, cheveux d'un brun très-clair, et à peau très-*transparente*, qui, l'été précédent, avait eu de nombreuses atteintes de diarrhées, lesquelles atteintes revenaient encore cet été, a pris sur lui, pendant l'absence de son père, d'avaler plusieurs grains de la 2° trituration. À peine quinze minutes s'étaient-elles écoulées depuis l'ingestion qu'il ressentit un malaise mortel. Il devint pâle et froid comme du marbre, avec vomissements et selles sans interruption. Les traits du visage prirent l'expression de ceux d'un moribond, de façon que sa mère, effrayée, fit appeler le médecin homœopathe le plus voisin. Celle-ci donna *veratrum*, qui rétablit bientôt le malade. Le tout dura une heure environ. En ce moment le choléra ne régnait pas dans

les environs immédiats, mais il existait dans le pays. Quoi qu'il en soit, c'est une question que de savoir si cette attaque a été déterminée par le *xiphosura*.

REVUE DES SYMPTÔMES.

Les chiffres placés à la fin des phrases désignent ceux des expérimentations; avec S. ils désignent les symptômes.

— désigne le mot en tête de chaque section. (C'est de cette façon que je vais essayer de suivre le conseil du docteur Kurz.)

Facultés affectives et intellectuelles.

Très-indifférent; la tête continue d'être entreprise. Le premier jour, 2.

A vu se passer complétement la grande répugnance pour le travail et cette incapacité de beaucoup faire qui s'était montrée depuis les bains de mer, et une grande tranquillité d'esprit, avec une ferme résolution, le mettait en état d'exécuter avec zèle et persévérance des travaux qui lui sont antipathiques. Le premier jour, 2 *b*.

Grand bien-être après une demi-heure, 2 *b*.

N'a de goût à rien. Le premier jour, 4.

5. Relâchement de l'esprit aussi bien que du corps, S. 151.

(Mémoire très-obtuse en ce qui concerne les noms, 4.)

La réflexion amène de la chaleur au visage. Soir du premier jour, 2, S. 39.

Tête entreprise.

Tête entreprise le troisième jour, 6; — avec indifférence, S. 1.

Toute la tête est entreprise; cet état alterne avec le même symptôme à la face, accompagné de chaleur, et de plus tout le corps est entrepris, surtout l'abdomen, où cet état arrive jusqu'à une sensation de chaleur ou de brûlure. Soir du premier jour, 2.

10. — et élancements augmentant le soir. Au bout de sept heures, 2, 6. — au-dessus des yeux en prisant, S. 52.

— plus latéralement et en arrière, avec coryza fluent; au bout d'une heure, 2. — moindre après l'écoulement par le nez, S. 8.

Céphalalgie.

Tête entreprise avec sensation de pression étendue d'abord à tout le front, et puis à droite seulement. Cinq à dix minutes après, douleur dans l'articulation du gros orteil gauche, 1.

Sensation de chaleur dans l'avant-tête, à droite, 1.

— au-dessus des yeux, 1, S. 134.

15. Douleur violente dans la tête, à droite, au niveau de l'*habitatirité*; la tête reste entreprise à droite; au bout de cinquante-cinq minutes, 1.

— à gauche, au bout de quatre heures, 2.

Douleur autour des yeux, profondément dans les os. Le premier jour, 2.

Pression en arrière et au-dessus de la glabella, puis un peu plus haut et à droite. Trente minutes après, pression en arrière et à droite, dans l'organe de la philogéniture. Le premier jour, au soir, 2.

— à droite, le premier jour, au soir, 2.

20. — le matin du quatrième jour, 2 *b*.

— à droite, se portant d'un point à l'autre, profondément dans l'intérieur, plusieurs fois dans la journée. Le premier jour, 4.

— le soir en se couchant, 8.

— amélioré par suite d'écoulement par le nez, S. 52.

Yeux.

Pression derrière l'œil gauche, au-dessous du globe oculaire, dans un point très-circonscrit, 1.

25. Douleurs violentes, se portant de l'un à l'autre, dans le fond du globe oculaire gauche, après une heure et demie, 2 *b*.

Larmoiement de l'œil droit, les premier et deuxième jours, 2 *b*.

Larmoiement, etc., 4.

Oreilles.

a. Bruissements dans la profondeur de l'oreille droite, 1.

b. Sensation d'obturation profondément dans l'oreille droite, le soir du premier jour, 2.

Est incommodé dans la profondeur des deux oreilles par quelque chose qui, toutefois, ne lui était désagréable, 8.

Nez.

30. Éternuments violents au bout d'une heure, 5.

Corysa fluent, à gauche, et est moins entrepris; après trente minutes, et éternuments, 2, S. 61.

Éternuments; tête entreprise au-dessus des yeux; tous les membres sont entrepris; puis écoulement d'une mucosité liquide par la narine gauche, suivi de diminution de la gêne; céphalalgie et pesanteur dans les membres. Le premier jour, au soir; le lendemain, le coryza est encore dans son plein, 2.

Après avoir pris un verre d'eau froide, l'écoulement par le nez revient avec chaleur au visage et par tout le corps, comme dans la fièvre; un instant après, picotements comme dans la sueur, quoique la peau soit simplement moite. Le deuxième jour, 2 *b*.

Écoulement continuel par le nez. Le deuxième jour, 26; le soir, S. 54.

55. Coryza fluent avec frissonnements. Le quatrième jour, au soir, 2 *b*.

Éternuments et coryza fluent toute la journée, 4.

Visage.

Traits du visage comme ceux d'un moribond, dans une forme de choléra, 82.

Bouillonnements de sang vers la face, S. 141.

Chaleur continuelle au visage, surtout après l'exercice et le travail de tête. Le premier jour, après-midi, et le soir, 2.

40. Sensation de chaleur au visage et par tout le corps, l'extérieur et à l'intérieur. Le deuxième jour, 2 *b*. S. 55.

— chaleur au quatrième jour, après midi, 2 *b*.

— la tête entreprise; cet état alternant avec sensation de chaleur dans le corps, S. 9.

— chaleur au quatrième jour, avec palpitation du cœur, S. 119.

Petits points, siéges de démangeaison et de sensation de brûlure, S. 122.

45. Au visage, à droite, une multitude de petits boutons rouges, comme s'ils allaient se former en bourgeons. Le troisième jour, 4.

Dents.

Soubresauts dans les dernières molaires supérieures, 1.

Odontalgie, à gauche, dans la mâchoire supérieure. Le premier jour, au soir, 2.

Fréquemment des douleurs rongeantes dans les dernières molaires supérieures, tantôt à droite, tantôt à gauche.

Les petites douleurs dentaires persistent. Le quatrième jour, 2 *b*.

Goût.

50. Saveur terreuse s'étendant jusqu'en arrière du palais; pendant que l'on triture (le *xiphosura*), 1.

— douceâtre dans la bouche, des deux côtés comme si elle provenait des dents. Au bout d'une heure, 1.

— métallique du médicament; et il éprouve, comme la sensation d'avoir pris une substance médicamenteuse, 8.

— Bouche empâtée avec petites selles en bouillie, insuffisantes. Le matin du deuxième jour, 2 *b*.

Accidents gastriques.

Après le repas de midi, besoin d'aller à la selle, qui ne produit d'abord que des gaz, et après beaucoup d'efforts quelques petites balles dures, S. 72.

55. Dyspnée après avoir bu de l'eau. Le cinquième jour, 4, 114.

Éructation liquide avec odeur d'œufs pourris, 7.

Malaise considérable avec transpiration générale, 5.

Malaise mortel et espèce de choléra, 92.

Ventre.

Douleur au creux de l'estomac, 5.

60. Douleurs partout dans le ventre, 1.

Mal de ventre, profondément dans l'intérieur; puis lassitude dans les membres; éternuments et coryza fluent à gauche; immédiatement, 2.

— à gauche, sur différents points, tout l'après-midi. Le premier jour, 2.

— pendant et après une garde-robe molle. Le premier jour, 2 *b*; S. 78.

— qui s'est passé sans épreinte, au bout d'une heure, 2; S. 11.

65. Il lui semble avoir dans les intestins un principe âcre, dissolvant, et toutes les douleurs imaginables qui en peuvent être le résultat : c'est comme s'il avait un feu brûlant dans l'estomac et puis dans les intestins, 7.

Sensation de chaleur et de douleur dans l'abdomen, au bout de cinquante minutes, 1.

Tout le corps entrepris : cette sensation s'élève, dans l'abdomen, à celle de la chaleur et de la brûlure, S. 9.

Sensation de chaleur dans l'abdomen, 5; S. 91.

Tranchées abdominales, alternant avec sensation de chaleur dans le ventre; au bout d'une heure, 5, 91.

70. Sensation de chaleur, de brûlure et de constriction dans l'abdomen. Le deuxième jour, 6.

Douleur spasmodique dans le ventre, le deuxième jour; symptômes abdominaux moins marqués le troisième jour, *b*.

Évacuations. — Garde-robes.

Épreintes après le repas de midi; n'est suivie que d'émission de gaz : ce n'est qu'après beaucoup d'efforts qu'il rend quelques petites boulettes dures. — Les efforts provoquent un mal de tête. Le premier jour, 2.

— et émission d'une petite quantité de fèces molles avec quelques borborygmes avant et après. Le deuxième jour, au matin, 2.

Sensation de dévoiement dans l'abdomen; immédiatement, 2 *b*.

75. Besoin d'aller à la garde-robe, le soir, de six à sept heures; il ne rend que des gaz. Le cinquième jour, 2 *b*.

Émission fréquente de vents volumineux inodores.
Émission considérable et bruyante de gaz très-fétides, après une heure, 5.

Besoin d'évacuer; selle molle; évacuation d'une

bouillie brunâtre, accompagnée et suivie de coliques; le soir, à dix heures. Le premier jour, plus besoin d'aller; le deuxième jour, 2 *b* (1).

80. Après de longs efforts pour aller à la selle, il rend quelques crottins durs et est pris de mal de tête à la suite. Le premier jour, 2, S. 72.

Sentait longtemps d'avance les matières fécales arrêtées (dans le rectum), comme si elles ne pouvaient point sortir. Le deuxième jour, 4.

La selle du matin ne vient pas. Le deuxième jour, 4; *idem, b*.

— dure le troisième jour, 6.

Petites évacuations en bouillie; insuffisantes le matin, 2 *b*, S. 53.

85. — en bouillie avec douleur dans l'anus, comme s'il était à vif dans certains points. Le deuxième jour, après-midi, 4.

La selle, qu'il sent arrêtée, ne veut pas venir; bientôt elle arrive en bouillie, 4.

Deux selles en dévoiement, gris verdâtre, sans aucune douleur. Le matin du premier jour, 3.

Selle molle, douloureuse, 7.

Coliques pendant et après une selle en dévoiement. Le deuxième jour, 2. *b*, S. 78.

90. Liquide comme de l'eau; forte épreinte; plus tard il ne peut plus rien rendre, 7.

— très-liquide vers la fin (n'avait pas eu une évacuation molle depuis plusieurs semaines(suivie d'épreintes

---

1) Il y a ici une erreur de compte dans l'original, qui, de 75 à 80, ne porte que quatre symptômes.

et de tranchées, alternant avec sensation de chaleur dans l'abdomen. Au bout d'une heure, 5.

Malaise mortel au bout de quinze minutes; devint blanc et froid comme du marbre; évacuations ininterrompues par haut et par bas; traits du visage comme ceux d'un moribond. 9.

Évacuation comme d'habitude. Le sixième jour, 2 *b*.

Anus.

Douleur dans l'—; ardeurs avec refroidissement sur de petits points circonscrits au bout d'une heure et demie, 2.

95. Constriction et sensation de brûlure dans l'—. Le deuxième jour, 6.

Constrictions fréquentes et douloureuses du sphincter, 4.

Douleur comme de plaies sur quelques points de l'—, avec selle en bouillie. Le deuxième jour, 4.

Selles liquides avec douleurs dans l'—; sortie de tumeurs hémorrhoïdales; quelques points érodés dans l'intérieur (de l'intestin). Le quatrième jour, 4.

Douleur dans l'—; sortie des hémorrhoïdes; quelques points érodés dans l'intérieur, avec selle liquide. Le quatrième jour, 4.

100. Hémorrhoïdes, à gauche, après l'expulsion d'une selle dure, noueuse, sortie en masse après grands efforts; empirées à la suite d'une sortie en voiture; très-douloureuse le soir pendant une course à pied. Le huitième jour, 4.

A la gauche de l'—, un bourrelet douloureux, gros

comme le doigt, et des tumeurs piriformes, très-dures, est obligé de coucher les jambes écartées, 4.

(Pendant la durée des hémorrhoïdes, il y a, tous les deux jours, une selle à forme prismatique et triangulaire), 4.

Organes génitaux et leurs fonctions.

Sensations de brûlure sur le scrotum, à gauche, 1.

Coït non suivi d'émission de sperme. Le premier jour, au soir, 2; le troisième jour, 4.

105. Plus grande ardeur vénérienne et plus grande aptitude; mais éjaculation plus difficile. Le cinquième jour, 4.

* * *

Voix. — Toux. — Respiration.

Voix voilée; tousse et crache fréquemment. Le premier jour, au soir, 2.

— tousse et crache continuellement; cependant la voix reste faible et enrouée, avec dyspnée. Le soir du deuxième jour, 2 b.

Fréquente *tousserie* et crachotement, 5.

Toux violente venue subitement sept heures et demie après, 2 b.

110. Toux répétée pendant la méridienne, et qui le réveille plusieurs fois. Le premier jour, 4.

Dyspnée et céphalalgie frontale. Le premier jour, 2.

Dyspnée continuelle le soir du deuxième jour, 2 b; S. 107.

Dyspnée particulière dans le bas de la poitrine, comme s'il y avait un obstacle sous le diaphragme, de façon que, même dans l'extension, il ne peut pas prendre une inspiration profonde; c'est comme s'il y avait là quelque chose de trop plein; l'après-midi, amélioration le soir. Le quatrième jour, 4.

Dyspnée après avoir bu de l'eau, l'après-midi, se répétant plus tard. Le cinquième jour, 4.

115. Bouillonnement derrière l'estomac, vers le milieu de la poitrine, provoquant suffocation et changeant le rhythme des respirations, devenant même douloureux quand ils augmentent; c'est comme si des vagues venaient déferler contre l'aorte. Au bout de quarante-minutes, 1.

Poitrine entreprise; débilitation, bâillements. S. 146.

Poitrine. — Dos. — Région sacrée.

Dans la profondeur de la poitrine, à gauche, douleur revenant à de fréquents intervalles, à un pouce en dehors du mamelon, à environ un pouce de profondeur, subsistant de dix heures à midi, revenant au bout de deux à trois heures, 2; se reproduisant de nouveau au bout d'une heure et demie, et dans la soirée, 2 b.

Douleur violente sous le sternum (qu'il n'avait jamais ressentie antérieurement, même rien d'approchant) : c'est un élancement fugace, qui semble se diriger de haut en bas et de droite à gauche, surtout lorsqu'il étend le bras droit; d'abord dans la matinée, puis à midi, ensuite à deux heures. Le sixième jour, 2 b.

Pression dans la région du cœur et chaleur marquée au visage. Après quarante minutes, 1.

120. Douleur dans le dos. Le deuxième jour, 6.

Douleurs dans les régions sacrée et lombaire ; comme courbature quand il infléchit le tronc en arrière (par suite de refroidissement?). Le troisième jour, 4.

Membres supérieurs.

Petits points, siéges de démangeaisons brûlantes, surtout à la face et à l'épaule ; plus marqués à gauche, 1.

Éruption rouge, très-fine ; peu de démangeaison, au pli du coude. Le cinquième jour, 4.

Douleur violente dans les métacarpiens gauches, puis une sorte d'horripilation et de sensation de froid avec céphalalgie sus-orbitaire, 1. Puis de nouveau dans la main, 2 *b*.

125. Sensation de brûlure dans les paumes des mains. Le deuxième jour, 6.

Après démangeaisons et grattements violents, éruption de petites vésicules rougeâtres entre les phalanges des troisième et quatrième doigts à droite ; plus tard, à gauche, sur le bord radial du quatrième doigt. Le deuxième jour, 2.

Éruption aux mains, petites vésicules psoriques, siége de démangeaisons, surtout à la face dorsale des doigts, plus nombreuses sur les deux annulaires. Du troisième au cinquième et jours suivants, 4.

Aux faces dorsales des deux mains, petites taches brunâtres ; examinées à la loupe, on reconnaît de petits points rugueux, comme s'il allait s'y développer des verrues, quelques-unes de ces taches sont un peu plus élevées. Le troisième jour, 4.

Sur le dos du quatrième doigt, entre les deuxième et troisième phalanges, tache blanche entourée d'une auréole rouge, comme au début de la lèpre. Le troisième jour, 4.

Membres inférieurs.

150. Douleur vive de courbature dans les deux hanches, plus forte à gauche. Le troisième jour, 4.

Douleur dans la hanche droite, en arrière, comme si elle était luxée; surtout sensible dans plusieurs mouvements et attitudes, même dans la position assise. Le deuxième jour, à six heures du soir; le quatrième jour, très-profondément en arrière, comme derrière l'articulation, s'aggravant souvent par la flexion, en montant dans sa voiture, devient très-incommode, 2 *b.*

Douleur violente, pincements et élancements au-dessous de l'aine droite, au milieu de la cuisse (le texte allemand dit *jambe*). Le deuxième jour au soir, 2.

Sensation de plénitude douloureuse dans les membres inférieurs. S. 141.

— de fatigue dans les — ; 2, S. 61.

155. Lassitude considérable dans les genoux et au-dessus, au bout de quatre heures, 2.

Démangeaisons violentes dans le creux du jarret gauche, les premier et deuxième jours; dans les deux, 168 ; subsistant pendant une semaine, 2 *b.* De nouveau plus prononcée, 5.

Douleur dans l'articulation du gros orteil gauche, après cinq à dix minutes, 1 S. 2.

Les talons et les plantes des pieds sont douloureux à la suite de la marche et de la station. Le premier jour, c'est surtout le talon droit qui lui semble déboîté quand il s'appuie dessus; le deuxième jour, 2 *b.*

Sensation douloureuse remarquable dans les deux talons, qui lui semblent comme à vif quand il marche ou qu'il appuie dessus. Le troisième jour, 4.

Les quatre membres; forces.

140. Tout le corps est singulièrement entrepris; il lui semble que les nerfs sont *trop pleins.* 1.

Fréquents raptus de sang vers la face et sensation de *plénitude douloureuse dans toute la moitié droite du corps;* plus prononcée dans certains points, surtout dans le membre inférieur. Le premier jour, 2.

Tout le corps est entrepris, dans l'abdomen cet état s'élève jusqu'à la chaleur et une sorte de brûlure. Premier jour au soir, 2; comparez S. 9.

Sensation spasmodique dans les membres. Le deuxième jour, 6.

Est singulièrement affecté, ressent çà et là, dans tout le corps, des douleurs qu'il ne saurait définir et que l'on pourrait le plus vraisemblablement comparer à une chaleur erratique. Le premier jour, 2.

145. Sensation de lassitude réfrigérante avec tête entreprise. 2, S. 153.

Beaucoup de bâillements; poitrine entreprise, et faiblesse qui le force à se coucher. Le soir, 2 *b.*

La plus grande lassitude, surtout dans les membres. Le troisième jour, 6.

Malaise dans tous les membres avec coryza; s'améliore par suite d'écoulement par le nez. S. 52.

Subitement grande débilitation et répugnance pour le travail, subsiste même à l'air libre, tout l'après-midi, au bout de trois heures, 2 *b.*

150. Très-las, pouvait à peine se tenir assis, fut obligé de se coucher, se mit au lit à neuf heures. 4.

La plus grande lassitude du corps et relâchement équivalent des facultés intellectuelles, avec tendance à bâiller et à étirer ses membres. 7.

Sommeil.

Beaucoup de bâillements avec débilitation. Le soir. S. 146.

Bâillements répétés et très-profonds, avec tendance à étirer ses membres, et puis sensation de fatigue avec froid et la tête entreprise. 2.

Tendance à bâiller et à étirer ses membres. 151.

155. Tendance à étirer les membres. 2. S. 153.

Somnolence et sommeil pendant toute la journée. Le troisième jour, 6.

Bon sommeil la nuit, 6. Les premier et deuxième jours, 2. Les premier et deuxième jours, 2 b.

Mauvais sommeil la nuit. 8.

Toux pendant la méridienne. Le premier jour, 4, S. 110.

Fièvre.

160. Sorte de froid et frisson. 1, S. 124.

Frissonnant, avec coryza fluent. S. 135.

Frissonnant, avec écoulement continuel par le nez (la soirée est fraîche). Le deuxième jour, 2 b.

Blanc et froid comme du marbre, avec choléra. 92.

La chaleur du jour devient insupportable vers midi. 4.

165. Sueur générale avec malaise. 5, S, 57.

Picotements comme pendant la sueur, ayant la peau seulement moite. Le deuxième jour, 2 *b*, S. 53.

Peau.

Points çà et là, siége de démangeaison brûlante, immédiatement, petites taches brûlantes, çà et là, au bout de quatre heures ; continuant le soir. Le premier jour, 2.

Démangeaisons et éruption sous forme de petites lignes, sur l'épaule et dans les deux creux poplités, subsistant pendant plus d'une semaine, surtout à droite. 2 *b*.

Éruption, boutons à la face, 45, et démangeaisons au visage et à l'épaule, 122. Éruption miliaire rouge au pli du coude, 125. Vésicules entre les phalanges des doigts, 126. Vésicules psoriques aux mains, d'abord à droite, puis à gauche, 127. Tache brunâtre sur le dos de la main, 128. Tache blanche sur la face dorsale du doigt, 129. Démangeaisons dans les creux poplités, 136, 168.

Conditions.

170. Dans une foule de mouvements et d'attitudes, même étant assis, douleur très-sensible dans l'articulation coxo-fémorale droite, en arrière, comme si elle était luxée. Le deuxième jour, S. 87, le quatrième jour, S. 131, 2 *b*.

Dans la marche, et en posant le pied sur le sol, douleur dans le talon, comme s'il y avait une plaie. Le deuxième jour. 2 *b*. 158 ; le troisième jour, 4, 159.

Heures du jour.

Avant midi, à midi et à deux heures, élancement sous le sternum, 118.

Après-midi, chaleur au visage, 59, 41. Mal de ventre et dyspnée, 115, et céphalalgie frontale, 62. Difficultés respiratoires après avoir bu de l'eau, 114. Toux occasionnant le réveil, 110. Faiblesse, 149. Selle en bouillie avec douleur dans l'anus comme s'il était à vif, 97.

Le soir, chaleur à la face, 59. Besoin d'aller à la selle, 75. — Dix heures, forcé d'aller à la selle et garde-robe liquide, 78. Mal de tête, 19. Coryza fluent et frissonnant, 55. A six heures du soir, douleur dans la hanche comme si elle était luxée, 151.

175. La nuit, en sortant, tumeurs hémorrhoïdales, 100. — En se couchant, céphalalgie, 8, S. 22.

Le matin, mal de tête, 20. Coryza, 52. Besoin d'aller à la selle et matières liquides, 75. Bouche empâtée, garde-robes molles, 55. Deux selles en dévoiement, 87,

Côtés du corps.

A droite au front, puis à gauche dans l'orteil. S. 12.

Tantôt à droite, tantôt à gauche, douleurs rongeantes dans les dernières molaires supérieures. S. 48.

De droite à gauche, élancement fugace sous le sternum. S. 118.

A DROITE.	A GAUCHE.
180. D'anciennes incommodités aggravées. Le premier jour. 2.	

A DROITE.

La tête entreprise, 15; le front est entrepris avec sentiment de pression, 12.

Céphalalgie, 19; plus violente, 15; se portant d'un point à l'autre, 21; dans le front, 111; chaleur en avant, 15; pression dans la glabella et le derrière de la tête, 18.

Larmoiement. 26.

Légers mouvements dans l'oreille, 28; sensation d'obstruction profondément dans l'intérieur de l'oreille, 28, *b*.

185. Au visage, éruption de boutons rouges, 45.

Elancement sous le ster-

A GAUCHE.

Mal de tète, 16.

Derrière l'œil, sous le globe oculaire, pression sur un point très-circonscrit, 24; dans le globe oculaire, douleurs violentes, se portant d'un point à l'autre, 25.

Coryza fluent, 51, 52, 61; mal de dents, 47; mal de ventre, 62; hémorrhoïdes, 100; bourrelet douloureux, 101; sensation de brûlure au scrotum, 103.

Douleur profondément

<table>
<tr><td align="center">A DROITE.</td><td align="center">A GAUCHE.</td></tr>
</table>

num, de droite à gauche, 118.

Vésicules entre les phalanges, 126.

Douleur dans la hanche, comme si elle était luxée, 131 ; douleur de pincement dans la cuisse, au-dessous de l'aîne, 164.

Dans le creux poplité, démangeaisons et éruptions, 168.

190. Le talon comme déboîté, 138.

Dans toute la moitié du corps, sensation de plénitude douloureuse, 141.

. . . .

dans la poitrine, 117; éruption sur l'épaule, 168; au pli du coude, 123.

Douleur dans les os du métacarpe, 134 ; tache sur la face dorsale du doigt, 129 ; vésicules sur le quatrième doigt, 126.

Courbature dans l'articulation de la hanche, 130.

Démangeaison dans le creux poplité, 136.

Douleur dans l'articulation du gros orteil, 12.

A la face et à l'épaule, plusieurs points, siéges de démangeaisons, 122.

Durée de l'effet.

Après ingestion de la première trituration, les symptômes n'apparurent que le lendemain matin, après déjeuner; après ingestion de la deuxième trituration, à dix heures du matin, ils ont commencé à se montrer vers midi; à la suite de la troisième trituration, les douleurs abdominales et la débilitation survinrent aussi intenses qu'après la deuxième; mais les garde-robes redevinrent fréquentes. Les symptômes développés par la troisième ont subsisté pendant trente-six heures, 7.

Autres médicaments.

Le tabac à priser fait plus d'effet. Le premier jour, au soir, 2.

195. *Veratrum* a été utile dans le cas de choléra, 9.

Contre les suites des bains de mer, 2 *b*.

Extrait.

Indifférence; répugnance pour le travail.

Le travail de tête produit de la chaleur à la face. — *Ammon. carb.*

Face entreprise, avec chaleur, qui dans l'abdomen arrive à une sensation brûlante.

Le globe oculaire est douloureux çà et là.

Coryza fluent après ingestion d'eau froide, avec chaleur à la face.

Malaise pendant la transpiration.

Chaleur dans le ventre; sentiment de constriction.

Sensations de dévoiement; ténesmes sans effet; selles en bouillie, molles, liquides.

Douleur à l'anus, brûlante, comme s'il était à vif: constrictions (du sphincter); hémorrhoïdes dures, étranglées, douloureuses, et bourrelets hémorrhoïdaires.

Éjaculation difficile.

Toux et crachotements avec voix voilée.

Toux pendant le sommeil de la méridienne.

Dyspnée, l'après-midi, comme venant du diaphragme.

Difficulté de respirer après avoir bu de l'eau. — *Cuprum*.

Bouillonnement en arrière, dans le milieu de la poitrine.

Douleur profondément dans la région du cœur.

Élancement de droite à gauche, derrière le sternum.

Les os métacarpiens sont douloureux à gauche.

Douleur de luxation dans l'articulation coxo-fémorale droite.

Douleur de pincement au-dessous de l'aine droite.

Talon comme à vif et comme déboîté.

Plénitude dans la moitié droite du corps.

Frissonnant, avec coryza.

Points, siéges de démangeaisons brûlantes, démangeaisons, éruptions, sous forme de bandes rouges; bourgeons à la figure; éruption miliaire aux plis des coudes; vésicules psoriques aux mains, surtout sur les phalanges; taches brunâtres sur la peau; démangeaison dans les creux poplités.

Après midi et le soir : chaleur à la face, dyspnée, toux, débilitation.

Le soir : besoin d'aller à la selle, selle en dévoiement, céphalalgie, coryza fluent, douleur à la hanche.

Le matin : coryza, selle en dévoiement.

Probablement caractéristique.

A droite, puis à gauche. — Veratr. Sabadill.

A donner quand le mal se porte de gauche à droite; n'est peut-être efficace que dans ces cas-là.

En haut à droite; en bas à gauche.

A droite, maux de tête; à gauche, douleurs dans les yeux.

A droite, l'oreille; à gauche, le nez, les dents; coliques, anus, scrotum.

A gauche, douleur dans la poitrine, épaule, coude, main; à droite, hanches, jambes, creux poplité.

En dedans à droite; en dehors à gauche.

A droite, douleur, plénitude; à gauche, éruption.

Emploi.

N'a été encore employé que dans un petit nombre de cas, surtout dans les *affections dartreuses des doigts*, dans lesquelles la peau est comme rongée par places, accompagnées de démangeaisons, de crevasses; dans le cas d'éjaculation difficile, presque impossible; de coryza qui ne coule pas facilement, avec grand relâchement physique et moral, et tendance au sommeil, comme cela s'observe à la suite des bains de mer; dans les cas où les tumeurs hémorrhoïdales menacent de s'enflammer; dans ces cas l'administration (de *xiphosura*) a été suivie d'une amélioration si grande et si inusitée, qu'on pouvait affirmer que c'était lui qui avait guéri. De plus, dans quelques autres accidents résultant des bains de mer, ce moyen, donné à la 50ᵉ, a plusieurs fois produit des tumeurs hémorrhoïdales et des bourgeons au visage, et a fait cesser ces accidents.

PARIS. — IMP. SIMON RAÇON ET COMP., 1, RUE D'ERFURTH.

www.ingramcontent.com/pod-product-compliance
Lightning Source LLC
Chambersburg PA
CBHW071236130726
47998CB00003B/973